LOCUS

LOCUS

LOCUS

LOCUS

mark

這個系列標記的是一些人、一些事件與活動。

mark 141
慈悲的語言：
走進護理師的日常風景，寫一首生命的詩
作者：克里斯蒂．華特森（Christie Watson）
譯者：謝佩妏
責任編輯：潘乃慧
封面設計：許慈力
校對：呂佳真
出版者：大塊文化出版股份有限公司
www.locuspublishing.com
台北市10550南京東路四段25號11樓
讀者服務專線：0800-006689
TEL：(02) 87123898　FAX：(02)87123897
郵撥帳號：18955675
戶名：大塊文化出版股份有限公司
法律顧問：董安丹律師、顧慕堯律師

總經銷：大和書報圖書股份有限公司
地址：新北市新莊區五工五路2號
TEL：(02) 89902588　FAX：(02) 22901658

初版一刷：2018年12月
定價：新台幣350元
Printed in Taiwan

慈悲的語言

走進護理師的日常風景　寫一首生命的詩

THE LANGUAGE OF KINDNESS
A NURSE'S STORY

克里斯蒂・華特森 CHRISTIE WATSON——著　謝佩妏——譯

獻給所有護理師

詩人是棲息在黑暗中的夜鶯，用甜美的歌聲撫慰自己的孤寂；牠的聽眾如同只聞其聲、不見其人，卻為那動聽旋律而著迷的人類，只覺深受感動，心已融化，卻不知道聲音從何而來，或為何而來。

——浪漫詩人雪萊

目錄

作者聲明

本書描寫的事件都來自我擔任護理師多年的回憶。書中提到的人和地點都經過更改，以保護病患和同事的隱私。為避免當事人身分曝光，我把某些人和事件合併處理。如有雷同，純屬巧合。

序　冒生命危險也值得

護理工作是留給「那些太老、太弱、太髒、太笨、太醉，或差勁到一無是處的人」做的事。——南丁格爾

我不是一直都想當護理師。挫折的中學歲月，我考慮過不少職業，也常把生涯顧問氣到跳腳。「海洋生物學家」是我列出的選項之一。我幻想自己穿著泳衣，沐浴在陽光下一整天，跟海豚一起游泳，但在我發現海洋生物學家的工作還得去研究威爾斯海岸的浮游生物之後，我猶豫了。某年夏天，我去了斯溫西（Swansea），看到姑婆在廚房的大水槽殺鯰魚。還有一次，我跟著一群全身毛茸茸、腳踩厚靴、魁梧粗獷、滿口髒話、在海裡尿尿的男人一起出海，吃蛤蜊和紫菜餅當早餐。之後，海洋生物學家當然就出局了。

當時，我爸媽也被我弄得很煩。他們去問老師的意見，老師給了「法律」這個建議，

理由是「她可以吵一整天的架」。問題是，我不是讀書的料，後來就把目標轉向其他動物和保育運動。我夢想成為《國家地理》雜誌的攝影師，到陽光燦爛的熱帶異地旅行，整天穿泳裝（還不死心！），踩著夾腳拖。我參加示威遊行和反活體解剖運動，到史蒂文尼奇（Stevenage）市中心的灰磚廣場發送傳單，上面印著小狗受虐、兔子因化妝品實驗而眼睛發紅，還有貓血淋淋、瘦成皮包骨的照片。我把便宜的政治徽章別在身上，後來徽章脫落，刺得我好痛，某天我才發現自己胸前布滿針刺的瘀青。有一次，我媽從後車廂拍賣會（譯註：英國流行的一種跳蚤市場，因賣家把舊貨擺設在後車廂販售而得名）買了一隻小雞玩偶回來，跟其他裝飾品擺在一起。那天我死都不肯到客廳，堅持在樓上吃我的素食晚餐，還撂下狠話：「看妳是要選我，還是選它，我不要跟殘殺無辜扯上關係！」

我媽總是有無止境的耐心，一再原諒我的青少年叛逆行為。她拿走小雞玩偶，另外幫我做了一份起司三明治，還給我一個擁抱。是她教會我慈悲的語言，雖然當時我還無法領略。隔天，我從學校偷走一隻老鼠，因為我不想看牠在生物課上被活生生地解剖。我叫牠飛脫，希望牠能跟我原本養的寵物鼠法蘭克和平相處。法蘭克會坐在我的肩膀上，長長的尾巴盪來盪去，像一條誇張的項鍊。想也知道，後來法蘭克吃了飛脫。

游泳選手、爵士小號手、旅行社專員、歌手、科學家……天文也曾在「我的志向」之列，直到十二歲那年，我才發現我爸教我的星座名稱全是他瞎掰的。但是我沒戳破這件事，還是讓他繼續指著天空說故事給我聽，看著他把說故事的熱情投注在滿天星斗中。「那裡！有沒有看到一隻河馬？看到沒？那個星座叫歐瑞爾的肩膀。那邊那個是藍鈴花，看出形狀了嗎？那些星星的顏色幾乎是藍灰色，有沒有？漁夫相信，如果仔細看，星星就會悄悄說出這世界的祕密，就像從貝殼裡聽到大海的祕密一樣。只要仔細聽，你就可以同時聽到一切，又好像什麼都沒聽到。」

我盯著星星看了一小時又一小時，希望星星對我說出世界的祕密。晚上我拉出床底下的「藏寶箱」，裡頭有過去的信件、壞掉的鑰匙圈、過世爺爺的手錶、希臘硬幣、我從桌子底下救回的口香糖（我喜歡的男生嚼過的口香糖）、我從不同地方收集的石頭，還有一枚大貝殼。我站在房間裡抬頭望著星星，抓著貝殼貼近耳朵。

有一晚，小偷溜進我們家院子的工具間，偷走了冰箱裡的肉。那個年代，大家都會去後車廂拍賣會，跟開大卡車、拿擴音器、穿著髒兮兮白圍裙的肉販購買大量生肉。那個年代，警察晚上也會上門調查冷凍雞肉失竊案。因此，我的觀星活動被警察的叫喊聲打斷。宇宙回答了我的貝殼呼喚：素食主義是重要的！我不知道那天晚上哪個畫面比較不尋常，是幾個抱著冷凍雞肉和大包羊排的年輕人，還是在灑滿月光的房間裡拿大貝殼貼著耳朵的瘦削女孩。

我要做的事——和想成為的人——困擾著我，但我的朋友似乎都沒有這種煩惱。當時我不知道自己想要有一百種人生，體驗一百種生活，也不知道未來我會實現願望（除了泳裝和陽光）。畢竟，護理師和作家不都隨時在體驗不同的人生？

我從十二歲就開始打工，曾經到咖啡館清烤箱（很噁心的工作，那裡的小氣女人會用一個茶包泡三杯茶），還送過牛奶，在寒冬裡提著牛奶，冷到手指都麻掉。我也送過報紙，直到被人逮到我把報紙丟進遍地狗屎的小巷。我在學校很混，回家功課都不做。爸媽想拓展我的視野，教我找出自己的志趣，學會正確的工作態度。他們說：「教育是通往所有地方的入場券。妳很聰明，只是不想用腦袋而已。」我是不笨，但即使爸媽熱愛生命又對我循循善誘，我在學校還是很混，想法也還是變來變去。爸媽一向鼓勵我閱讀。我為哲學深深著迷，從沙特、柏拉圖、亞里斯多德和卡繆那裡尋找許多問題的答案，無法自拔。對書的熱愛是爸媽送給我最棒的禮物。我喜歡到處遊蕩，但又不想離書太遠，所以就在家附近的不同角落偷偷藏書：巷子裡一本《小婦人》，垃圾桶後面一本杜斯妥也夫斯基，報廢車底下一本狄更斯。

十六歲那年我離開學校，搬去跟二十幾歲的男朋友和他四個二十幾歲的室友一起住。每天都像一場混戰，但能在錄影帶店工作讓我心滿意足。我用錄影帶跟隔壁的中國菜外賣店交換雞肉炒麵。那時我的素食狂熱逐漸減弱，把心思都拿來上架限制級影片，以及找朋友到店裡消費。後來我去上了農校，想過要務農，但只撐了兩個禮拜，之後的旅遊觀光學位也才撐了一個禮拜。說我對未來毫無方向，一點都不誇張。

因為面試遲到，丟了到必勝客娛樂小孩的工作機會，讓我大受打擊。即使我才十六歲，還很天真無知，但戀情告吹仍教我驚惶失措。因為自尊心，我不敢踏進家門。一夕之間沒了工作、沒了家的我，只好到社區服務志工隊工作。那是當時唯一願意接納十六歲未成年少女並提供食宿的機構。我被派去腦痲協會（現在改名為Scope）經營的療養中心，負責照顧有嚴重殘疾的大人（協助他們上廁所、吃飯及更衣），賺取一週二十英鎊的零用錢。我第一次覺得自己在做一件有意義的事。我放棄吃素，開始有了更遠大的目標。我把頭髮剪短，住進慈善二手衣店，零用錢都花在蘋果酒和菸草上，儘管一無所有，卻很快樂。那也是我第一次跟護理師相處。我看著那些專業護理師的炙熱眼神，就像小孩生病時盯著爸媽一樣目不轉睛。我不知道怎麼用語言形容他們做的事，或他們的工作。

「妳應該從事護理工作。」有位護理師這麼跟我說：「他們不只提供獎學金，還提供住的地方。」

我跑去地方圖書館，發現整棟建築都是跟我一樣無家可歸的人。以前我去過學校的圖書館，更小的時候，也多次去過史蒂文尼奇的圖書館。但這間圖書館不只是讀書和借書的地方，也是庇護所。裡頭有流浪漢在睡覺，圖書館員也沒趕他。有個服務人員的脖子上掛著自閉症的標誌，我看見他幫一名坐在電動代步車上的女人取下頂層書架的書。小孩在裡頭自由奔跑，還有一群群的青少年聚在一起有說有笑。

我發現瑪莉．西科爾（Mary Seacole，譯註：跟南丁格爾同時代的英國黑人護士，在牙買加出生，父親為英國人）跟南丁格爾一樣，曾在克里米亞戰爭期間當過戰地護士。她先用娃娃練習餵藥，之後換成寵物，最後才是真正的病人。以前我從沒考慮把護理師當作職業，但之後我漸漸想起兒時的回憶。小時候，我跟哥哥會故意把布偶的填充物或洋娃娃的玻璃眼睛挖出來，這樣我就可以「修好」它們。還有一次，小學班級要排隊檢查貧血，我大概是預先吹牛自己很行，然後便要同學在校外排成一列，一一拉下他們的眼皮看誰需要多吃肝和洋蔥。此外，數不清有多少次，朋友因為喉嚨痛來找我，我輕輕用指尖按壓他們的脖子，像在按單簧管，說：「我摸到淋巴結了。」

當時介紹護理工作或如何從事護理工作的書籍不多，所以我也不清楚自己適不適合。

我發現護理工作很早就存在每個文化中，甚至史前時代就出現了。跟護理相關的最早文獻之一是《遮羅迦本集》（*Charaka-samhita*），約西元前一世紀成書於印度，書中主張護士應對每個人心懷慈悲。此外，護理工作也跟伊斯蘭教關係深厚。七世紀早期，虔誠的穆斯林多半成為護士。而伊斯蘭歷史上的第一位專業護士露法達・賓・薩德（Rufaidah bint Sa'ad）則因為富於愛心和同理心，被視為理想的護士。

慈悲心、愛心和同理心：歷史告訴我們，一名好護士需要這三項特質。我常常回想起當年去白金漢郡那間圖書館的情景，因為這三樣特質在我的護理師生涯中似乎很常短缺，不是早被遺忘，就是不再重視。但當年十六歲的我，滿懷希望、理想和熱忱。滿十七歲那年，我決定放膽一試，不再變來變去或三心二意。我要成為護理師。而且，我知道未來有很多派對等著我。

幾個月後，我順利矇進了護理科，儘管規定的最低申請年齡是十七歲半，我還差兩個禮拜。我搬進貝德福（Bedford）的護理師宿舍。那是一片很大的公寓，位在醫院後方，充斥甩門聲和偶爾的尖銳笑聲。走廊兩邊多半住著一年級的護理科學生，還有少數放射師跟物理治療科的學生，偶爾也有輪班醫生。護理科學生幾乎個個年少輕狂，而且都是第一次離家。愛爾蘭女生的數量很多（她們有一句話：「我們有兩種選擇，不是當護理師就是當修女」），還有少數男生（當時清一色都是男同志）。樓下是洗衣房，旁邊是又悶又熱的視聽室，暖氣二十四小時運轉，裡頭的塑膠扶手椅害我的大腿黏在上面。有次我不小心脫口而出，說我黏在椅子上，因而認識一名精神科實習醫生，後來跟他交往了幾年。我的房間在廁所旁邊，濕氣很重，我有個朋友還在地毯上種過水芹。廚房很髒，冰箱塞滿過期食物，有層架子上貼了一張紙條，寫著：「不要偷別人的食物。我們知道你是誰。」

回音繚繞的走廊上，有一具從早到晚響個不停的電話。有吵架聲、鞋跟跑來跑去的聲音，還有吵鬧的音樂聲。大家都抽菸，但菸味就像持續不斷的低沉背景音，過了一陣子甚至不會再察覺。我們像住在公社一樣進出彼此的房間，從不鎖門。我房間的床上貼著達文西的心室解剖素描海報；書架上擺滿護理教科書和廉價小說，床邊則是一堆攝影書。此外還有一個水壺，一部不能調低溫度的暖氣，一扇開不了的窗。有個洗臉盆可以洗滌（洗身體和洗杯子）、撣菸灰、嘔吐；有幾個禮拜馬桶不通的時候，還拿來小便。這房間對同年齡的人來說或許不怎麼樣，但在療養中心跟人家共用房間那麼久，之前又跟男朋友和他的室友同住，這地方對我來說簡直有如天堂。

不過，第一晚總是最糟的。我不知道自己當護理師到底會怎麼樣，開始後悔沒有詢問鼓勵我走這條路的護理師更多問題。我很怕失敗，也害怕跟爸媽說我又改變心意時他們臉上的表情。聽到我想當護理師，他們已經很震驚，我爸甚至哈哈大笑。即使我做過看護，在他們眼中，我依然是個誰也不在乎的叛逆少女，難以想像我會想把心力奉獻給一個慈悲的行業。

那天晚上，我清醒地躺在床上，聽著隔壁室友跟男朋友吵架。對方是個情緒化、瘦瘦高高的保全，儘管違反所有規定，似乎還是跟她同住。後來他們安靜下來，我還是睡不著，很多疑慮在腦中打轉。我知道有段時間至少有同學罩我，我不至於不小心害死人，或是得去清洗老先生的那話兒，或負責類似的可怕任務，但我內心還是充滿焦慮。那晚我去上廁所時（全樓層共用），發現浴室門縫塞了一片用過的衛生棉，差點吐出來，除了覺得骯髒，也想起自己每次看到血就會頭暈。

隔天早上做健康檢查時，證實了我的疑慮。所有人都抽了血，抽血員說：「這是為了存檔，以免發生針刺意外，感染愛滋。這樣我們就能知道是不是有人是帶原者。」那年是一九九四年，對愛滋的錯誤認知和恐懼仍然普遍。抽血員在我的手臂綁上止血帶。她問我：「妳是護理科，還是醫學院的學生？」

我看著針，血注進針筒，周圍開始變得模糊，她的聲音感覺好遙遠。

「克里斯蒂！克里斯蒂！」我清醒過來時，躺在地上，兩腿架在椅子上，抽血員的臉在我的頭上方，笑著問：「沒事了吧？」

我慢慢用手肘把自己撐起來，眼睛重新對焦。「發生了什麼事？」

「妳昏倒了，親愛的，偶爾會這樣。不過，妳要不要重新考慮一下妳的職業選擇。」

二十年的護理工作讓我失去很多，但獲得更多。我想跟各位分享這個了不起職業的悲喜甘苦。跟我一起走進病房，歷經出生到死亡。經過嬰兒加護病房和一道道雙扇門到內科病房；穿過走廊，趕去處理急救事件；經過藥局和員工餐廳，再進到急診室。我們會探索醫院本身，以及護理工作的不同面向。一開始，我以為護理涵蓋的領域是化學、生物學、物理學、藥理學和解剖學，後來，我才發現護理真正的範疇是哲學、心理學、藝術、倫理學和政治學。沿途我們會遇到不同的人，有病患、家屬和護理人員，這些人或許你早已認識。因為在人生的某些階段，我們都受過他人的照護。你我都是生命的「護理師」。

1 血脈交織的大樹

人人都有權享有讓自己和家人得以活得健康幸福的生活水準，包括食、衣、住，還有醫療。——《世界人權宣言》第二十五條

越過橋，我走到參差不齊的陰影下，看著近似綠色的淡藍色和灰色光線在底下的水面上跳舞。天亮了。周圍一片寂靜。滿月掛在空中。兩個濃妝豔抹、派對打扮的女人從我前面切過去；有個男人裹著睡袋癱在牆下，頭旁邊的咖啡杯裡放著幾枚銅板。街上幾乎沒車，只有幾輛黑色計程車和偶爾經過的夜間巴士。但還有其他跟我一樣正要趕往醫院的人；清一色磨舊的平底鞋、後背包、蒼白的臉，以及無精打采的姿勢。

我轉進醫院，經過外圍庭院隨時開放的小教堂。教堂裡光線昏暗，只有微弱的照明和燭光，聖壇上有本書，上頭寫滿了留言和祈願。那是你讀過最悲傷的一本書。

醫院員工爭先恐後穿過正門，有些推腳踏車，有些踩著堅定的步伐，避免跟任何在路上焦急求助、抓著一封信和行李袋、牽著哭鬧的小孩，或是推著膝上蓋毛毯的年老家屬的人眼神交會。到了早上九點，就會有一名志工為找不到路的人提供幫助。他名叫肯恩，今年七十歲，身上有個牌子寫著：「需要幫忙嗎？」他的孫女曾因接受卵巢癌化療、引發敗血症而入院治療；他說他「想幫助跟我一樣的人，雖然都是些小事」。他會發送醫院配置圖，替人指路，對人微笑。醫院地圖都標上了顏色，地板上也有色條讓人跟著走。每天至少會有一個人沿著黃色色條走，邊跳邊唱：「我們要去見巫師……」（譯註：《綠野仙蹤》電影中的一首配樂。）

我經過大廳，擠在這裡的人甚至更多。富人和窮人、殘缺和健全的人，各個種族、文化和年齡層都有。我常看見同一個女人在自言自語。她穿著拖鞋，身上飄著尿臊味，坐在堆滿塑膠袋的手推車旁邊。有時候她會痛苦地大叫出聲，警衛的臉就會從門口探進來確認狀況，之後又消失不見。但今天我沒看見她，只見一名裹著紅色厚大衣的老婦人——儘管醫院有開暖氣。她抬頭用驚恐而悲傷的眼睛看了我一眼，身邊圍著十幾個人，但她看起來卻很茫然無依，一頭鬈髮因為沒洗而塌了大半。我想起我奶奶生病時的頭髮，還有她有多討厭沒把頭髮好好吹乾。老婦人閉上眼睛，把額頭靠在手上。

我喜歡在醫院裡穿梭。一直以來，醫院都是庇護所。斯里蘭卡的龐度卡巴雅國王（King Pandukabhaya，生卒：西元前四三七至三六七年）在王國各地建立臨盆之家，這是目前所知最早專為病患設立的機構。西元八〇五年，巴格達成立一所精神病院。法律禁止這些早期的醫院拒收付不出醫藥費的人。十三世紀埃及的瓜拉溫醫院（The Qalawun Hospital）規定：「所有費用皆由醫院負擔，無論患者來自遠方或鄰近地區，是本國人或外國人，是健壯或虛弱，地位高或低，是窮是富，有無職業，視力、身體或心理是否健康，或是否識字。」

我繼續走，經過把「恭賀卡」、「慰問卡」、「早日康復卡」分開陳列的禮品店，經過小小的服裝店。雖然從沒看過有人在裡頭買衣服，但老闆很會說故事，也對醫院裡發生的事瞭如指掌。接著走到公廁，病患在裡頭跌倒、注射海洛因，偶爾有人挨揍，甚至有人被強暴。公廁對面是報攤和二十四小時的咖啡館。有次咖啡店的咖啡機壞掉，酸掉的牛奶漫進儲藏在地下室的電擊器。

我轉過轉角，回頭看那位穿紅色厚大衣的老婦人，差點跟推著巨大金屬推車的廚房助手撞個滿懷；推車飄出陣陣的漂白水味、霉味和飛機餐的味道。咖啡館左邊是電梯，電梯前永遠有一群人在等。這家醫院位於昂貴地段，只能垂直發展。建築物不斷擴建，就像這間醫院的主要靜脈和動脈，大多數病房都往上發展。儘管如此，看得出窗戶很多的長形病房仍然保留了南丁格爾當初建議的建築形式。她認為良好的建築和醫院設計有助於改善病患的健康，並建議病房用狹長的空間配以高窗，讓新鮮空氣和陽光發揮最大效用。一八六五到六八年，她跟曼徹斯特建築師湯瑪斯・沃辛頓（Thomas Worthington）的通信中，也強調了護士的實際需求：「萬不得已，洗滌室能讓護士睡覺嗎？」

我想像著南丁格爾的腳步，同時看著自己的腳步經過病患接送區。整個房間都是等著回家的人，有的病到無法搭乘大眾交通工具，有的窮到坐不起計程車，又沒有親友來接他們。這些病人坐在輪椅或塑膠椅上，披著大衣、睡袍或毯子，望著從自動門走進來的陌生臉孔，還有外面的天空——空蕩蕩的天空。販賣機在一排椅子後面轟轟作響，無人使用。不知道這些人餓不餓，是不是感到痛苦或害怕，其中多半年老體衰。這個問題的答案我早已知道。等著出院的人，似乎比等著入院的人還多。所有事都是相對的。受了重傷、被送到急診室搶救的病患或許不覺得自己幸運，但如果有家人朋友陪著，也許算幸運。

傳達室的門一直開開關關，撞著一排看似巨大保齡球的空氣氣瓶，裡頭坐著一個畫了眉毛的鬈髮女人。她戴著瑪丹娜曾引領風潮的耳機和麥克風，面前是總機控制台。我很努力要跟她交朋友，但每次跟她打招呼，她還是把我當作新面孔，扯著嗓子大吼：「需要幫忙嗎？」儘管如此，我還是不放棄。

隔壁是藥局，等同於大人的大型糖果店。有好多盤子被拉出來，一排排的藥，長之又長。藥局內部就像華爾街的交易廳。走下陰暗的樓梯到地下室，你會看到某些藥品歸在緊急類藥盒內，每次打開都要記錄，免得被動手腳，取用後必須補齊並密封。英國有很多用藥都未經國家健康與照顧卓越研究院（National Institute for Health and Care Excellence, NICE）的核可。這並不奇怪。美國的小兒科用藥，也只有二到三成經過美國食品藥物管理局（FDA）核可。

藥商就是商人，他們曾是醫院的開心果，你一眼就能認出他們。他們跟藥劑師一樣，比醫生穿得體面，清一色設計師服飾，汽車銷售員的態度，再加上抓住忙碌醫師的注意力（和不被醫師的祕書逮到）的能耐。這就等於有一大群顏值高、二三十歲、沒拿到醫學院入場券的畢業生經常進出醫院。過去，藥商出現在病房裡，就會有一堆披薩、原子筆、筆記本和各種禮物。後來實施了「透明化」政策，表示跟藥商吃午餐不能再那麼揮霍，醫生也不能為了特別納進或開立某些藥物而收賄。話是這麼說，藥商還是照樣發送贈品（所以醫生和護理師家裡都有印著藥名的馬克杯。有很長一段時間，我女兒最愛的泰迪熊穿的T恤上就印著某種抗憂鬱藥）。

這裡有個小窗口，常有實習護理師來來去去，等著拿TTO（To Take Out，讓病患帶回家的藥，就像餐廳外賣）。還有一扇磁卡感應門，特定的藥物或藥水要到裡頭拿才有。

我的辦公室在藥局上去三樓。裡頭太熱、太擁擠，地上鋪有地毯，水管外露，門外放著捕鼠器，但我們不常在裡面。我環顧房間一眼，視線掃過桌面，上面放著過期的氣管插管和有瑕疵的電擊片（「它們會冒出火花，不過只是聽說，沒必要嚇自己！」）。桌上還有一包包從醫院餐廳偷來的棕醬；我們跟駐院執業護理師（譯註：practitioner nurse，指有資格為病患診療、開藥的護理師）交接過後，偶爾會去買個吐司或油炸早餐。執業護理師則是在醫院待整晚，從床位配置、緊急狀況、安全問題，到恐怖攻擊等大小事務都要處理的資深護理師。桌上還有某位過世患者的厚重病歷記錄，等著送到喪親服務部，以及一大罐無咖啡因咖啡，上任第一天，我就聽說它已經擺在那裡很多年都沒人動過。

我擔任的急救人員是一種奇怪而混雜的角色，屬於擅長急救的專業護理師。我們的團隊多半由經驗豐富、待過加護病房（比方我）或急診室的護理師組成，但有時也有救護人員或外科手術人員（受過高度訓練的手術室助理）。我們會傳授護理師、醫生和其他專業醫療人員心肺復甦術的知識，身上別著急救呼叫器（或傳呼器），帶我們到醫院的各個角落，包括病房、手術室、咖啡館、樓梯間、精神科門診、停車場、老人病房。我們跟一整個團隊合作，協助醫護人員處理緊急狀況和心跳停止病患。

我躲到簡易屏風後面換裝。這間辦公室沒有其他地方可以換裝，我們也沒時間走去廁所，這片屏風已經放在這裡很多年。隨身呼叫器響起，開始閃爍並發出警告：「緊急呼叫，成人，大餐廳。」呼叫器有時整天都沒響，有時一天響五、六次。由醫護人員撥打二二二二，指明緊急狀況的類型，比方是成人、兒童、產科、新生兒還是外傷。即使在醫院內，緊急狀況並不常見，但同樣可能怵目驚心，雖然多數警報都會讓我們偷偷翻白眼，例如病人昏倒或假裝病發，還有一次是被黃蜂螫到。

「我的建議是，」第一天上任，同事就告訴我：「妳就很慢很慢地跑過去。反正也不知道去了會碰到什麼狀況，總之妳絕不會想第一個趕到現場，手忙腳亂，一頭霧水。」

但我已經是老鳥，當下就回了句「急救員收到」，然後一次兩階地跑下樓，行經醫院中央，看見巨大的維多利亞女王像矗立在中間。經過富麗堂皇的走廊，那裡的鋼琴總有讓你刮目相看的人在彈奏，今天是個穿著螢光外套的建築工人在彈莫札特。還經過一個走得很慢的女人和一個眉開眼笑的男人，兩人用乾淨無瑕的新型摺疊嬰兒車推著嬰兒，車上綁著「弄璋之喜」的氣球。我不得不慢下來，因為愈接近郵件收發室，人就愈多。咒罵聲和廣播劈啪聲從小房間傳來，偶爾會有一隻手把郵件丟出來給在外面排隊等候的人。我快步走過從沒正常運轉的提款機，還有宿醉員工在吃油炸早餐的醫院餐廳。

穿紅大衣、眼神哀傷的老婦人看上去瘦小又虛弱，大衣從她身上掉落時，甚至讓她顯得更瘦小。她裡頭穿著花襯衫，扣子扣錯了，皮膚又皺又乾，頭髮花白，眼睛有分泌物，嘴唇乾裂，扁塌的頭髮有股酸味。她鎖骨上的銀鍊子掛著婚戒，視線飄來飄去，身體在發抖，意識清楚地坐在椅子上，四周已經圍繞著幾名急救人員，包括一名資深醫師、一名住院醫師、一名麻醉師，還有一名駐院執業護理師。四個人臉上都不帶憂慮的神色。執業護理師緹妃跟我是朋友，她在急診室待過很多年，看到她我就會放下一顆心。她一如往常地鎮定，不知從哪弄來了一條毯子。要是你以為這件事很簡單，那你就錯了。緹妃跪在病患前面，把一個小感應器套在她的手指上記錄血氧量。

「早安！」緹妃跟我打招呼。

「嗨，抱歉……我才剛換裝。」

搬運人員推著急救推車過來。急救呼叫一響起，推車就會送到現場，通常會跟急救團隊一同抵達。車上備有大量工具，等於把一整個病房搬到車上。氧氣、抽吸器、電擊器、急救藥，還有從血糖計到呼吸器應有盡有的大包器材。

「貝蒂有輕微胸痛，obs（譯註：observation 的縮寫，指血壓、體溫、脈搏等項目，以下譯作「量測」）都沒問題。她很冷。妳可以弄個拋棄式體溫片過來嗎？」說完，她轉向兩名醫師說：「如果你們得先走，我們會把她送去急診室。」

「她需要照標準十二導程心電圖。」資深醫生說完就走了，沒發現住院醫師翻了翻白眼，喃喃自語：「你這麼想？」

「可以交給妳嗎？」他邊跑邊問我。他們除了是急救小組，也有自己的工作要忙，呼叫器一響就得拋下所有工作，有時還把開刀房病人丟給較資淺的人員。

我點點頭。「嗨，貝蒂。」我伸手去握她的手，她的手好冰。「我是克里斯蒂。我會幫妳坐上推車，再前往急診室。用不著擔心，但最好做個檢查。我進來時好像有看到妳在大廳那裡？」

「貝蒂今天早上本來要去病患服務部一趟，但因為太早到就來喝杯咖啡，突然覺得胸口有點緊。她的obs都沒問題，但她前陣子不太好過。是吧，貝蒂？」

我注意到她一臉驚恐。

「貝蒂的丈夫不久前才因心臟病發過世。」

「我很遺憾。」我說，把她身上的毯子拉得更緊。她的體溫低得嚇人。「現在胸口還痛嗎？」

她搖搖頭。「我不想造成大家的麻煩。」她說：「不打緊，也許只是因為吃的東西。」

貝蒂看起來不像心臟病發（心肌梗塞）的患者，雖然年長女性未必會出現胸痛、胸麻、胸悶、刺痛、手腳痠麻的典型症狀，有些甚至完全不痛。缺血性心臟病是大多數西方國家最常見的死因，也是醫院常見的疾病。在醫院裡，會看到很多心臟病發的患者，很多剛開始都不是因為心臟病而入院，而是來看牙醫、探病或抽血，但醫院給人的壓力似乎讓人徹底失常。心臟病發跟心跳停止不同。心臟病發是動脈硬化引起的，因為血流受阻，心肌無法獲得所需的氧氣和葡萄糖。心跳停止則是各種原因導致心臟整個停擺。但貝蒂既沒盜汗，也無臉色灰白，雖然脈搏很細（微弱），卻依然規律，也還摸得到。

在我和搬運人員的幫助下，貝蒂慢慢爬上推車。我扶她坐起來，用毯子盡量把她瘦弱的肩膀包緊，再為她戴上純氧面罩。這種面罩底下，有個枕頭型的袋子，可以維持高氧氣濃度。氧氣用在治療心臟病發可能很危險，因為會進一步阻塞早已不通的血管。然而，氧氣在病患有生命危險的緊急情況下，是不可或缺的，用來對付宿醉也很好用。只是那味道很噁心，還會讓喉嚨變乾，而且戴上面罩就表示會看不清楚，心裡的恐懼會更加深。

我試圖安撫貝蒂。「這個會讓妳舒服一些。」搬運人員推著車，我走在她旁邊，心想：醫院的幹道很像人體的動脈，一點小小的阻塞都會讓我們停滯，除非有人讓路供我們通過。

動脈和靜脈過去一直受到誤解。西元二世紀，古希臘生物學家及哲學家蓋倫（Galen）

曾說：「動脈和靜脈在動物體內互相交織。」他是醫生，曾為格鬥士療傷。古代人相信，靜脈中有自然的靈魂，動脈則含有動物的靈魂。中世紀的人認為動脈含有靈魂之血——生命不可或缺的靈魂。儘管現今的認知已全然改觀，但歷史永遠不乏真理。在研究動脈的過程中，蓋倫進一步確立了至今依然成立的動脈常識（用來比喻醫院也適用）：「讓動物的身體各部分都得到滋養，自有其助益。」

右手邊的走廊通往醫院的電影室，為病患和家屬播放最新電影（當然還有員工，但我從沒聽過員工有空來觀賞），裡頭有一張慈善團體捐贈給護理師的特殊座椅，放在旁邊讓人安心或以備緊急之需。電影室旁邊是性健康診所（總是人滿為患，只剩站的地方）。我跟貝蒂繼續往前走，經過內科門診，只見一群人圍著一名坐輪椅的男子。男子嘴裡含著一根未點的菸，另一根夾在耳後，正在破口大罵。他身後立著點滴架，架上掛著一大桶冒著泡泡的透明液體，液體流進白色細管，最後注入他的胸腔上方，像一條放錯位置的臍帶。

「快到了。」我說。

沿途的群眾和混亂，恍如醫院的靈魂之血。枝枝蔓蔓的動脈和靜脈一路通往中心：急診室。

急診室怵目驚心，提醒我們生命有多脆弱。還有什麼比這裡更教人膽寒？急診室讓我們知道人類多麼不堪一擊。無論怎麼努力，我們都無法預知誰會在人行道上跌倒，嚴重腦出血；誰家的屋頂會塌下來害人脖子或背部骨折，甚至必須截肢或失血致死；誰結了六十年的婚，最後會被得了失智症的老伴砍傷；或是誰會在錯誤的時間出現在錯誤的地方，例如一名男子被黑幫小混混一刀穿心，某位孕婦的肚子遭人拳打腳踢。

急診室也有美好的地方：大家團結一心，忘記所有的衝突。急診室護理師沒有渾渾噩噩度過一天的可能，每天都深刻感受、反省，並且實實在在地活著。但即使當了護理師那麼多年，每次推開急診室的門，我的手還是會發抖。我從未正式在急診室工作，但擔任急救員期間，我有很多時間都在這裡度過。護理工作需要流暢感，要快速適應環境，把精力往病患和同事需要你的地方推進——即使在你不熟悉的地方。儘管如此，急診室仍然讓我害怕。跟在餐廳為貝蒂呼救的同仁不同的是，急診室人員只有在危急狀況下或外傷病患需要專科醫師時，才會打二二二二呼叫急救小組。

即便急診室的狀況難以預料，但還是有些模式可循。週間早上，多是整晚哺乳、等到冷冷的天光亮起卻覺得自己狀況不好反壞的媽媽。白天多是意外和受傷的病人，傍晚多是掛不到號又不想請假的上班族。週間晚上什麼事都可能發生，而且一般人都是真的不舒服才會來掛急診。但禮拜四傍晚到禮拜一早上，醫院走廊就會擠滿眼神恍惚、身體抽搐的狂歡男女。星期日早上也不斷有人湧進來，愈晚來的狀況愈慘。吸食了各種安非他命的年輕男女，瞳孔大得像月亮。酗酒又吸食海洛因的人，眼睛小如針孔，什麼都看不到，連光線也進不去。

急診室滿滿都是警察、大呼小叫的家屬、一排排用薄遮簾隔開的病患。中風老人旁邊是酒鬼，再過去是血壓過高的孕婦、手受傷的木匠，再過去是多發性硬化症第一期的病患、罹患鐮刀型貧血危機的青少年或是有敗血症的小孩。狀況繁多：從心臟病發、腦動脈瘤、中風，到肺炎、糖尿病酮酸中毒、腦炎、瘧疾、氣喘、肝衰竭、腎結石、子宮外孕，到燙傷、打架、精神崩潰……，還有被狗咬、骨折、呼吸衰竭、癲癇、用藥過量、被馬踢傷、精神失常、被刺、被捅、挨子彈，更有一次是頭被鋸下一半。

貝蒂的臉部扭曲。我們穿過寬闊的等候區，病患不是坐在塑膠椅上，就是靠牆貼著海報站成一排。貝蒂伸手抓住我的手。沒人轉頭看她，視線彷彿從她身上直穿而過；她有如隱形。我瞄了一眼海報：

嘔吐或腹瀉長達四十八個小時，請告知護理長。
十二到五十歲的患者，若懷孕請告知放射師。
自殘？受傷？癲癇？請直接聯絡國民保健署。
胸痛？無法呼吸？請打九九九。

海報旁有個洗手台，有兩個塑膠瓶拴在牆上，一個裝洗手乳，另一個是空的，原本的消毒酒精早已收走。酒鬼會溜進醫院喝消毒酒精，因為裡頭有酒精成分。會這麼做的人顯然需要幫助，但是當大家都忙得團團轉時，唯一的方法往往是把消毒酒精收走，沒人有時間把無家可歸的酒鬼從洗手台底下抓起來，治療他們對自己的身體造成的各種損害。肝硬化導致的食道靜脈曲張出血，是我看過數一數二慘烈的景況——這時，喉嚨血管破裂，最後引起吐血。而且，就跟所有酒精成癮的併發症一樣，造成這種結果所需的酒精，可能比你想像的要少。

我們旁邊那些坐在小椅子的病患多半有人陪同。爭吵暫停，有人手牽著手，摸頭安慰身旁的人，還有少數患者在哭。看著醫院的等候區，我想起賀加斯（William Hogarth，譯註：十八世紀的英國畫家）在《琴酒巷》（*Gin Lane*）這幅畫裡描繪的倫敦。貧窮清楚可感。

喝醉酒的母親和骨瘦如柴的父親。周圍飄散著體味和血乾掉的金屬味。從一二一五年到現在，急診室的改變可能沒有大家一開始想像得多。當時負責經營倫敦某間醫院的修女、修士，把它視為窮人、病人及無家可歸之人的收容所。在這類醫院工作的第一批護士，從一八六〇年七月九日開始受訓，畢業時就會獲得登門拜訪南丁格爾的機會。這對少數有幸親眼見到她的人，是一件既興奮又可怕的事，因為南丁格爾會記錄學校的每個學生，包括他們的「品格」。她會怎麼看我呢？

十九世紀的醫院仍然是服務窮人的地方，但護理工作已經逐漸成形。護理工作反映了歷史的演變。過去的護士要是結婚就會丟掉工作。現今當然有不少已婚護理師；剛開始從業時，我也認識很多未婚的資深同事，有些住在史賓沙大宅的護士之家，我們都叫那裡「老處女之家」，因為當時我們不懂當一名好的護理人員需要投注多少心力。護理工作是每天都需要付出大量靈魂的職業。照顧虛弱病患所需的情感能量並非取之不盡，很多時候，我跟大多數護理師一樣覺得筋疲力盡，再也沒有力氣付出。有家人、朋友的諒解，對我來說是何其幸運。

貝蒂咳了幾聲，舉手遮嘴，瘦弱的雙肩在抖動。她伸手去拿我放在床尾的手提包。我提起包包放她腿上，她從裡頭拿出一張揉爛的面紙，擦擦嘴再放回包包，手仍抓著包包不放，彷彿那是個小孩。我按住她的手臂說：「快到了。」

我們穿過門走到外面。只見救護車排成一列，一名醫生跑進跑出，治療那些還躺在硬邦邦擔架上等待的病患，並為床位不夠向病患道歉。有名清潔工一直在拖地，偶爾抬頭對著空氣大吼大叫。她長期受到精神疾病所苦，而國民保健署是個不挑剔的雇主，雇用的員工來自各個國家、各種背景，完全反映了他們服務的病患。我跟來自世界各地的護理師共事過；有的自己就無家可歸，有的來醫院當陪診員賺取學費；有的還有臨終家人要照顧，或是自己就是癌症病人；有的下班後還要照顧年幼或年長的親人。有同性戀、異性戀、不分性別、跨性別，也有難民、富家千金少爺，還有人來自連警察都不敢單獨前往的公共住宅。很少有行業包含這麼多樣的人。

護理師會在不同病房和專科之間流動，而倫敦的護理師也常在不同的醫院間跳來跳去，但英國其他地方的護理師多半會在一個地方落地生根。有個搬去坎布里亞鄉間的朋友告訴我：「如果想升遷，我就得等到有人退休或死掉。」但無論是哪裡的醫院，都有一大群人為保健署工作，照顧社會大眾的需求，包括替嬰兒做衣服或在商店裡工作的女人，還有廚房員工、被單房的女工、藥局助理、生醫工程師。

在急診室可以聽到數十種語言和口音，服務台後面的口譯員名單也愈來愈長，但使用頻率很低。病患通常有年輕家屬陪在一旁，剛巧跟病患來自同一國家的搬運工或清潔工也可以幫忙。請非專業人士翻譯是有一些爭議，因為護理師和醫生多半擔心傳達的意思會被打折扣、有失精確，但這樣比找口譯員來得快。

我推著貝蒂繼續走，經過另一邊的兒童急診室。只見一排病床、一張長桌，桌子的一邊高高堆著文件，有放棄急救書、量測記錄、入院病歷。櫃子和玻璃門後面是一層層的儀器，放在大型的活動抽屜內。玻璃門前是急救推車，車上配備心跳停止時所有可能需要的急救器材。貝蒂環顧四周，頭左右晃來晃去，緊緊把包包抱在胸前。儘管如此，周圍的人還是只看我，不看她。她仍然像個隱形人。

急救區盡頭有個擔架上躺著一個男人，身旁有兩名救護人員，一名獄警在他們旁邊。我也看到了警察，不過他們佇在護理站，所以可能與此無關。曾經有位救護人員告訴我：「我們從患者身上沒收了一些東西。東西已經雙層處理。」救護人員的說話方式很有趣，用語略偏正式，即使下了班也是。我常納悶這是不是他們為了避免交接時笑出來、哭出來或吐出來。我問她「雙層處理」是什麼意思，她說因為東西被污染了。「他把東西塞進屁股。手機。還有充電器。」

穿著背心的外傷小組圍住下一個病人，小組成員有：主治醫師、一號護理師、麻醉師、整型外科醫師、二號護理師。我把貝蒂推到一邊。「妳先跟搬運工傑米在這裡等一下好嗎？我馬上回來。」

掌管急診室的護理師珊卓很好找，就是那個看起來最煩躁、走路很快、眼睛四處掃視的人。我不確定醫生和護理師為什麼會來急診室工作，但他們通常是對腎上腺素上癮的人。身強體健，天不怕地不怕，習慣站著思考，而且當機立斷。我認識的急診室護理師嘴巴都很毒，我不確定這是不是在這裡工作的必備條件。

珊卓在一張床前停下來，一大群護理師和醫生圍繞著一名哭泣的病患。

我走過去。「嗨，珊卓，我有個病患叫貝蒂，餐廳急救呼叫，胸痛。妳想把她放哪裡？」

珊卓對我點點頭。「妳也看見床都滿了，不過暫時讓她到一號床好了？」

我瞄一眼在房間另一頭的貝蒂。她還抱著包包，但搬運工正在跟她聊天，她也睜著眼睛。幸好她沒往這個方向看。

「被刺了三刀。」珊卓說，往哭聲的方向點了點頭。「我整晚沒喘息。」

我這才想到她從前一晚就開始值夜班，已經站了十四小時。一般人常納悶護理師在倫敦怎麼活得下來，事實就是：確實沒辦法。他們多半像珊卓一樣，從倫敦外郊來上班，晚上值班十二個半小時之外，還得通勤兩、三個小時。

有兩名護理師正在檢查小血袋上的詳細資料。另一名護理師已經在病人胸前貼上電擊片，並分配工作。

前方機器發出警示音時，珊卓衝向那名被砍的病人，我離開床位。「一號床。」她又說一次。

搬運工協助我把貝蒂的推車推到小隔間的另一頭。

我們經過一個手腳揮舞、看起來可能會自殘的病患。她躺在一張簡易床上，地上鋪著枕頭，等著移送到沒有尖角或尖物讓她傷害自己的房間。急診室有個專為精神疾病患者準備的房間，但無可避免地人滿為患。精神嚴重失調的患者在急診室等待的時間，久到令人髮指，可能得等上十二個小時，甚至更久，而急診室的環境又完全不適合已經脆弱不堪且暈頭轉向的患者。

急診室的精神科諮詢會診護理師，身上滿是刺青，腳踩著鞋帶磨出鬚邊的馬汀靴。她的工作愈來愈吃力，一方面責任壓得人喘不過氣，二方面制度又令人失望，但精神科護理師還是得隨時保持冷靜。這名患者顯然情緒很不穩定，正在對空氣揮拳，護理師坐在她旁邊的地上，溫柔地低聲說話。我不知道她要在那裡坐多久，偶爾還得忍受拳打腳踢。根據國家健康與照顧卓越研究院的數據，保健署員工一年通報的攻擊案件有六萬八千六百八十三件，其中六成九都發生在精神健康場域。「通報」二字教人心驚。醫院員工遭受的暴力攻擊，估計每年花掉保健署六千九百萬英鎊。要是每位護理師每次遇到暴力攻擊都通報會如何？坐在地上的那名護理師，不會去通報今天被打的事。她會坐在病患身旁，不會責怪她，也不會在意身上多了幾塊瘀青。

我們經過時，貝蒂說：「看看那名可憐的護士。他們付妳們這些小姐的薪水太少了。」

我們離開急救區，經過急診室隔間（珊卓還在裡頭忙），穿過重大傷病區，經過走廊上一排躺在擔架上等著入院的病患。他們都病得很重卻等不到病房。有些等著被人瞧見，因為已經做過檢傷分類（評估過病情嚴重程度），必須在四小時內處理，只是遇到這種忙碌的日子可能要等更久，甚至躺在擔架上斷氣也沒人發現。

搬運工把貝蒂推到空的床位。有個我不認識的護理師正在清理床位。她邊擦床、椅子、顯示器和擔架，邊對我微笑。牆上有面白板，旁邊是洗手台，附一盒手套和一卷拋棄式圍裙。洗手台上方是洗手乳和消毒液，盡可能降低感染的風險，還有一個缺口原本放著消毒酒精。我套上圍裙，再幫忙把貝蒂滑到床上。我還來不及開口說話，護理師就匆匆跑走。「我去拿心電圖機。」她說。

貝蒂的狀況愈來愈糟。她雙頰凹陷，渾身發抖，牙齒在打顫，臉色跟頭底下的床單顏色一樣，好像隨時會倒下。

我幫她蓋好毯子，動作刻意放慢。她的皮膚薄如紙片，手臂上有深淺不一、像夏末玫瑰的瘀青。毯子是藍色的，有點扎人，但她還是在發抖。

我又幫她量了一次體溫，把小小的耳溫計放進她的耳朵，嗶一聲就量好了。她的皮膚沒那麼冰了，但老年人的體溫會騙人。年老患者體溫太低（而不是太高），有時可能是敗血症（身體受到感染，可能危及生命）的前兆。體溫和維持人體運轉的細微體溫幅度，總是讓我著迷。為了維持生命，我們的核心體溫必須維持在相當小的範圍內。然而，人又可以在嚴寒的氣候下存活。冬天差點溺水的人會自動關閉大腦，有效形成一層保護機制。另一種極端是惡性高熱，屬於對麻醉藥的少見反應，會導致體溫上升，患者的腦部彷彿是在體內被煮熟。

貝蒂的體溫不算極端，但還是低得危險。我猜她之前都待在家又沒有暖氣。英國有數百萬人是能源貧戶，付不起暖氣帳單。

「貝蒂，我去拿『熊抱機』。那種機器可以對妳吹送熱氣，讓妳稍微暖起來，非常舒服。」

另一個護理師去拿測量心跳的儀器，好確認妳一切ＯＫ。」

「謝謝妳，親愛的，不過我沒事了。我不想造成麻煩，我看得出來你們很忙，我認得那種量心跳的儀器……」

「不麻煩，這是我們的工作。」我對她微笑，握住她的手輕輕一按。「我去幫妳買三明治和一杯熱茶好嗎？」

貝蒂展顏微笑。「妳人真好。」她說。

「我看看能買到什麼。」

我在一個隔間旁邊找到熊抱機。有個護理師從隔間的簾子後方探出頭對我笑。「妳在別的地方絕對看不到這種事。」他說。

「五號床的女孩是螢光黃。」說話的人是法蘭西斯科，我在受訓時認識的西班牙護理師。他朝著我們走過來，站在我旁邊，雙手興奮地揮舞。「霓虹燈的顏色，所以我們才打給兒科急救小組。在西班牙不會有小朋友躺在水溝裡，一隻鞋子還在，另一隻不見。在這裡卻是屢見不鮮。所以我們以為她是自殺。肝損傷。吞太多普拿疼。我們幫她治療，抽血做毒物檢驗之類的，可是她恢復意識之後我們問她，她竟然哈哈大笑說：『我沒有自殺啦，那是美黑霜的關係。』」法蘭西斯科走回去，啪地拉上簾子。

我把機器推回貝蒂那一床，在途中買了一份雞蛋沙拉三明治。三明治看起來乾乾的，邊邊捲起，不太可口。我很想為貝蒂切一片厚厚的新鮮麵包，夾上真正的奶油和果醬。

我走回去時，床邊護理師已經做過心電圖，在貝蒂胸前留下一排貼片，形狀像月牙。

「他們說看起來沒事。」她告訴我。

我一點都不驚訝。貝蒂的丈夫心臟病發過世不久，她就胸痛。雖然不該太快下結論，但我很確定她是恐慌症發作。

「太好了，」我說：「現在來讓妳暖和一點。」熊抱機是用看似布料的白色波浪紙製成的。一放到貝蒂身上，插上電，就會像迷你熱氣球把她包住。她的體溫應該一個小時會上升一度；吃過三明治、喝過甜茶之後，偏低的血糖（想必是因為沒吃東西）也會回升到正常值。要找到延長線和插座並不容易，所以我移動了椅子、儀器，還有貝蒂，最後終於把熊抱機插上電。

「**真的**就像在擁抱。」她說，幾乎立刻略有起色。她抓著項鍊上的戒指。

「熊抱機的功能就是這樣。貝蒂，那我就先走了，讓妳好好休息。等一下護理師就會回來，好嗎？」

她點點頭，微微一笑。「這個質料，」她說：「讓我想起我當年的結婚禮服。」

我看著熊抱機，再看看貝蒂的眼睛。那雙眼睛閃閃發亮。我停下腳步。貝蒂沒有生病，沒有動脈硬化，不需要手術、藥物或科技的幫助，但她確實需要某些東西，某些護理師可以給予的東西。我再次牽起她的手，機器發出的暖氣讓我們兩人的身體一樣溫暖，一瞬間難以分辨哪隻是我的手、哪隻是她的手。

「我們弄不到布料，」她說：「但還有降落傘綢。那時候也有雞蛋沙拉三明治，那個味道我還記得呢。還有加冕雞，但史丹都會把葡萄乾挑出來。我家那口子啊，從來不吃蔬菜或水果。」她呵呵笑。「以前我會偷偷在燉牛肉裡放蔬果，妳知道的，就加些蘿蔔泥和蕪菁泥，但每次他都會發現，還會假裝嗆到，要我大力拍他的背。那個老傻瓜！」

結髮一輩子的夫妻，往往一個走了，另一個也會不久於世。我們不可能在死亡原因填上「心碎」，但我相信這就是原因。心碎的人不再照顧自己，不吃，不睡，不梳洗，就像行屍走肉，傷心到對周遭世界都失去了感覺。

我發現貝蒂沒有家屬陪伴，盯著她吃飽穿暖，給她安慰的擁抱，給她安眠藥和熱湯，跟我奶奶當年失去爺爺之後一樣。悲傷會對生理造成影響。為受到打擊的人送上一杯甜茶，確實會讓對方的血糖回升到非危險值。甜茶可以預防癲癇、昏迷，甚至死亡，而人的血糖因為嚴重病痛、悲傷或打擊而突然下降的機率，比各位想像的要更高。血糖低不一定跟糖尿病有關，而且很容易改善，但要是錯失機會，後果可能不堪設想。

貝蒂目前一個人獨居，這比任何機器都更能解釋她的健康狀況和胸痛。看她抓著乾巴巴的三明治狼吞虎嚥的樣子，也可見一斑。她說話時，臉上漸漸恢復血色，精神也好了些。她稍微坐起來，我站著聽她說話，握著她的手。那雙手薄如紙片，也跟包住她的布料一樣皺。她愈說，身體就愈不抖了，最後終於穩定下來，也變得更溫暖。

我不能待太久。幾片簾子過去，有一名病患的憤怒家屬正瞪著我，輕輕來回踱步。我得回急救辦公室填寫審核表，妥善交接工作，還要排定教學工作跟檢查儀器。我的上司也會納悶我到底跑到哪去了；之前他就說過我來去無蹤，神祕兮兮的。總之，有好多事得做。

但我又多待了一分鐘，暫時閉上眼睛傾聽。貝蒂的故事很美。如果我仔細聽，出現在我眼前的，就不再是個獨自坐在醫院擔架上的虛弱老太太，而是一個穿著降落傘綢做成的結婚禮服、挽著新郎起舞的年輕女人。

2 你所能想像到的一切都是真實的*

慈悲是聾人能聽到、盲人也能看到的語言。——馬克・吐溫

我會選擇護理工作，其實是許多難忘的經驗加起來的結果。十五歲那年，有天放學回到家，我發現客廳擠滿了有唐氏症和其他殘疾的大人。其中一個肥胖的中年婦女，穿著桃紅色的露肚臍上衣，擠在我爸旁邊說：「我愛你。」我爸把眼鏡推高，露出害怕的表情。站在他們旁邊的男人哈哈大笑，另一個女人前後搖晃著身體，發出難以理解的聲音。我腦中冒出好多問號。但還來不及發問，我媽就端著我哥的星際大戰托盤走出來，上面擺了一壺柳橙汁、好多杯子和一盒奶油夾心餅乾。

那時候，我媽正在接受社工訓練，被安排到療養院照顧有嚴重學習障礙，甚至出現讓人頭痛行為的人。我懷疑她漸漸成了共產主義者。這對觀念傳統的老爸是一大挑戰，只見

他的臉愈來愈紅，想盡辦法要擺脫那個女人，但對方像壞掉的玩具，不斷重複說著：「我愛你。」

「啊呀，娜塔莎，」我媽說：「妳就放過他吧。我可憐的老公都快不能呼吸了！」

「呃……怎麼回事？」我問。

我媽把果汁遞給大家。「哦，我們想說進來喝個涼，後來就想乾脆一起吃晚餐。」

我覺得自己的眉毛都豎到額頭上了，在心裡跟我想得到的任何一個神明祈禱，希望朋友不會突然跑來找我。畢竟那時候我還沒變成社會自由主義者。

結果那天用餐很愉快，從此改變了我的想法和偏見。晚餐吃到最後，我為自己占盡便宜還歧視別人而感到羞愧。當時我還沒發覺，但是那天我母親其實教了我照護工作中的權力平衡：「為什麼我要對病人的生活瞭如指掌，在人家家裡待上大半天，對方卻對我一無所知？那樣好像不太公平。」

那天連我爸都玩得很開心。後來他成功甩開娜塔莎，為大家準備烤羊肉。到了告別的時刻，娜塔莎卻怎麼樣也不肯坐上小巴，拗了好久。要不是說好下次再來聚餐，她死都不

＊譯註：畢卡索的名言。

肯離開我爸身邊。終於走出門時，她對我媽說：「我很抱歉愛上妳老公。」

「沒關係，」我媽說：「我完全能理解。」

我跟我爸揮手跟他們道別，默默站在原地，盯著冷清的街道看了一會兒。

一年多後，我跟上我媽的腳步。開始護理訓練之前，我還去照顧一些有中度到重度學習或肢體障礙（或兩者皆有）的成人。這份工作很有挑戰性，也很有意義。

安東尼沒有學習障礙，但被診斷出躁鬱症。我花很多時間在他家廚房幫他弄吃的，照顧他吃飯，聽他說自己怎麼在試圖買下三十台電動車之後，終於得到「躁鬱症」的診斷。他因為腦性麻痺，說話能力嚴重受損，所以我得很仔細聽，但就算我請他重說一次，他也從不喪氣。那裡還有另一位病友，得用目視點字板看著每個字母，才能拼出一個字。那是高科技來臨前的時代。雖然科技進展給人許多負面聯想，但我常想起她和其他有嚴重障礙的人，他們的生活想必會因為科技而改觀。

安東尼的身體經常抽搐，全天候需要有人照顧。雖然有藥物可撫平他的心情，他的精神狀態還是很脆弱。面對種種挑戰，我們在一起還是笑個不停。安東尼的姊姊常來探望他。據我所知，她並沒有殘疾或精神問題，看起來卻一臉不幸，每次都讓我感到訝異。有次她來過之後，安東尼說：「她老是抱怨個沒完。」

「快樂是一件很複雜的事。」我說。安東尼咧嘴一笑，說我很怪。我們的關係很奇特。他是五十八歲的大男人，而我是十六歲的年輕看護，任務是協助他上廁所，不是把他從輪椅上抱到馬桶座，上完後再幫他擦拭乾淨，就是幫忙他在尿壺裡小便。那裡的其他病友也需要類似的幫助，比方換衛生棉，或幫尿失禁的老先生戴上類似保險套的尿袋套。現在的我，很難想像當時做那麼親密的工作，雙方怎麼不會尷尬。安東尼有嚴重肢體障礙，精神狀況也不好，有時候還特別差。但我照顧的人當中，只有他能讓我笑到鼻孔噴飯。**是說，誰需要三十部該死的電動車啊？**

在英國要當護理師，有四條路可以選擇：成人護理、兒童護理、精神護理，以及學習障礙護理。但這種分法對我其實沒有多大意義，就好像你無法把身體和心靈分開，我也不確定一開始就專攻某個領域，對護理師或病患是好是壞。例如，你很有可能照顧到一個同時有學習障礙、精神問題、因車禍而肢體受傷的青少年。

我認真考慮過學習障礙護理這條路，想起了娜塔莎，還有我媽是多麼熱愛幫助有學習障礙的成人。她覺得助人獨立生活很有意義，而學習障礙跟其他事一樣，都會影響社會的結構。但一開始我卻選擇了精神護理，一是因為想到了安東尼，二來也想盡量不要看到血。

第一次抽血看到自己的血就昏過去之後，我變得格外敏感。每次看到血（甚至電視上的也一樣），我就覺得後腦杓彷彿從身體飄走，最後整個房間都轉動起來。看書看到血腥場景或殘酷凶案的描寫，我也得停下來。突然那麼怕血實在可笑，但現在後悔已經太遲，我也沒臉承認護理工作對我來說，也許不是最好的選擇。

照顧心理，感覺上似乎比照顧身體簡單。因此，當我發現一八〇八年德國醫師約翰・克里斯提・賴爾（Johann Christian Reil）提出「精神病學」（psychiatry）一詞，並將之定義為「靈魂的治療」時，我就下定了決心（他也認為文明的進步反而使精神疾病變多）。「心理健康護理師」和「精神科護理師」如今已經可以交互使用，但護理的語言卻變了。十八、十九世紀都用「看管人」（keeper）來指稱在心理健康場域工作的護士，反映了過去看待並治療心理疾病患者的駭人歷史，以及護士在其中扮演的管控角色。

經過學院的訓練，終於到了正式上任的日子。前幾週，我們跟醫學院學生上每週一次的解剖課，考生理學考試，聽有關護理本質的冗長講課，那些學術用語聽得大家哈欠連連。我學會了自殺和自殘的風險模型、失智症照護圖譜、早期介入、減少傷害、分類系統、精神藥理學、照護計畫、拿捏界線、污名和歧視、病人權益、權力失衡、法律、倫理、許可等等，也讀了許多詭異又有趣的精神護理書籍。只是跟同年齡的人坐在教室裡，感覺上還是跟在病房照顧病人差距甚遠。

我五點就起床，緊張到睡不著，肚子有如橡皮筋糾成一團。精神科護理師沒有制服，只要穿老師所謂的「便服」——輕便但不隨便，別穿牛仔褲。看到我的穿著，有位老師說：「妳的便服有點太便服了。」識別證花了我一整個早上才搞定。先穿過醫院彎來繞去的地下室走廊，經過水療池，氯的味道嗆得你流眼淚（尿失禁的病患所在多有），切過中庭，經過儀器室，裡頭的員工不會跟人有眼神接觸，成天埋首整理一大面、一大面牆的存貨，整個地堡大小的房間就像塞滿雜物的抽屜。我經過醫院的一般實驗室，這裡的雙扇門要密碼才能進入，在裡頭工作的人都皮膚蒼白，臉色緊繃。「我花了六個月用吸量管吸起酵母。」有個朋友告訴我。後來她放棄了生醫化學工程學位，改讀商科。「實驗室工作需要特別的人，非常特別。」我繼續走，經過牙科樓層的排隊人群，有好多臉腫起來、抱著腰、噙著淚水、需要緊急牙科治療的人。最後我來到一個小房間，裡頭有個全身刺青的大塊頭守衛，負責印出識別證，再放進護套。列出的照片慘不忍睹（我剛好鼓起腮幫子，看起來像花栗鼠）。我問他能不能重照一張，他只低頭瞪我一眼，我就嚇得想逃跑，只能一路往後退，還差點撞翻椅子。「抱歉，抱歉。」我不停為自己讓他露出那種表情而道歉。

我把那張照壞的照片別在襯衫上，照照鏡子，然後深呼吸。我在發抖，感覺心臟都快跳出來。我懂什麼？我看看自己身上太過便服的便服。T恤皺巴巴，褲子太長，褲腳都磨破了。為了省錢，我自己剪了頭髮，還看著鏡子問道：「鏡子啊鏡子，世界上最害怕的人是誰？」

停車場後面的建築看起來很像護理師宿舍，但窗戶上有又小又髒、互相交叉的白色木條。精神科就是這樣：跟醫院其他部分隔開，自成一區。治療精神病患的醫院最早在西元前三世紀於印度成立。英國的貝斯萊姆皇家醫院（Bethlem，過去稱Bedlam，譯註：此字後來成為喧囂混亂的同義詞）是歐洲最古老的精神病院，持續營運超過六百年，目前是國家精神病治療中心的所在地。有些醫院有精神病房，或是在主要大樓設有精神科門診，其他像貝斯萊姆這樣的醫院，則清一色是心理健康專家在裡頭工作。姑且不論配置，這裡的地景和氣氛就是不同於其他病房。

我按下門鈴。後來又按一次並等了很久，才有個女人放我進去，指出電梯的方向，既沒問我是誰，也沒看一眼我識別證上照壞的照片。急症病房的門也同樣鎖上，我又等了好一會兒。每一樓就是一個專科，而精神病學有很多附屬專科：入院申請、女性精神科、男性精神科、綜合精神科、器質性精神科、老年精神科、青少年病房、飲食失調、菸酒戒斷、精神病、法醫精神科、精神病學、母親與嬰兒、ECT（電擊療法）病房。

現在還有為生理失調患者設立的病房。這類患者因為情緒壓力導致身體出現病狀，例如無法走路或尿失禁。「這個問題愈來愈普遍。」一名在南倫敦及莫茲利國民保健署信託基金會（Maudsley NHS Foundation Trust）工作的護理師表示：「病房裡都是一住就好幾個月的病人，不能走路或上廁所，雙腿失去正常功能，或是眼睛看不見、疼痛不斷、麻痺、癲癇。他們的身體檢查起來都沒問題。情緒的力量就是這麼強大。」傑出神經病學家蘇珊・歐蘇立文（Suzanne O'Sullivan）是該領域的專家，也對其發生頻率感到震驚。「每個禮拜我都要告訴病患，他們的障礙源自心理問題；這樣的診斷常遭到怒斥。」你無法把身體和心靈分開。你我都是居住在肉體裡的靈魂。

等我終於找到員工室時，已經過了報到時間。我沒想到我會花二十分鐘乾等。護理長正在黑色大日誌上寫字，頭都沒抬地說：「妳錯過了交接。」他留著邋遢的鬍子，穿著牛仔褲，一身便服輕便過了頭。

「對不起，這是我第一天上班。」

他瞥我一眼又低下頭。「去找蘇，」他說：「她負責帶妳。」

我站在原地無法動彈，緊張到腸胃翻騰。交接室有個檔案櫃，上面放著一盆枯死的吊蘭。我把視線集中在枯黃捲起、軟趴趴的長條葉子上。護理師靠在桌上，桌上都是一圈圈的咖啡漬和喝了一半的咖啡。桌上還有一頂貼滿貼紙、凹了一塊的安全帽。房間瀰漫著鮪魚和菸草的味道，裡頭好熱，巨大的暖氣傳出轟轟的工業運轉聲，持續不斷地轟鳴。

他又抬起頭，露出微笑，但很快又拉下臉，跟我目光交會時仍繼續揮筆。「蘇，」他說：「去找蘇，她會帶妳。妳不會有事的。」

「我才十七歲，」我想說：「迎新週我就昏倒了。」實際上卻深吸一口氣，朝主要病房走去，途中經過護理站（一個用矮櫃隔開的方形小空間，就像廚房中島）和辦公區。後面是上鎖的壁櫥，應該是藥櫃。有個咖啡廳，有人坐在裡面，隔壁後方則是戶外抽菸區。幸虧從那時開始到現在，心理健康部門已有大幅的進展，無論是態度、療法和建築都是。但並非全然如此，有些地方仍有進步的空間。

但這一年是一九九四年。抽菸區人滿為患，從煙霧中看過去（有如爵士夜總會）有十幾個人，男女都有。病房在我前面延伸而去，兩邊都有房間。我不知道到哪裡找蘇，也看不出哪些是護理人員、哪些是病患。

我站在原地，看著病患和護理人員在病房裡走來走去，不知如何是好。「妳是蘇嗎？」我問了每個女性，管她是護理師還是病患，誰看得出來？我穿過病房，經過牆壁兩邊的褪色圖片，有達利、林布蘭和梵谷。少了玻璃框，這些圖片看起來很黯淡，紙邊捲起，像老舊的啤酒杯墊。我經過閱覽室，裡頭沒擺書，只見兩個女人坐在那裡瞪著前方。「是蘇嗎？」我問，卻沒人回答。有台電視開得很大聲，正在播放日間節目，但根本沒人在看。這對我來說是個令人困惑又不舒服的地方。我只能想像精神出狀況時被迫住進這裡，會是什麼感覺。

有個嬌小的女人抓著一大串鑰匙出現在我面前。她穿著牛仔褲和襯衫，笑容可掬地說：「妳在找蘇嗎？想必妳就是新來的學生。」

我點點頭，吁了口氣。「我是克里斯蒂。」我說，伸出黏黏的手。

「好，妳先安頓下來，之後就可以去看病歷記錄。」她放低聲音。「去看病人之前，一定要先看過病歷。」

她說話的語氣讓我後頸的汗毛直豎，腦袋開始嗡嗡作響。

有個高大的男子在我們前面的走廊踱步。「他們還要偷我的腎臟，」他說：「把它們挖出來。還要把我的心臟掉包。他們在我體內植入記錄所有東西的機器。把心臟切片帶走，然後把心室換成監獄。他們要拿走我的肝，還有我的腸子。」

蘇不理他。「德瑞克！」她喊，德瑞克聞聲走進房間。門砰然作響，接著另一個女人從我們左手邊的房間走出來，左右張望之後，就跟著德瑞克走進他的房間。我看得兩眼發直，直到蘇舉起鑰匙在我面前晃動才回過神。「員工休息室，隨時鎖上。還有藥品櫃。文具櫃也是，裡頭有可能造成傷害的器具。」我跟著她，努力記下她說的每個字。「而且有人會偷東西。那是急症病房，」她說：「所以什麼人都有：精神分裂症、精神病、憂鬱症、邊緣人格。」她放低聲音靠向我。「如果妳相信有那種東西存在的話。總之，妳剛才見過德瑞克了，他是昨晚入院的。妳也看到了，他不肯吃藥。樓上是老年照護科，治療器質性精神病和相關的心理健康問題。精神變態、人格異常、犯罪心理問題，這些通常出現在法醫部門。」她笑著說：「但也不是沒有例外。」

我跟著蘇在病房裡轉來轉去，看她東西南北揮舞著手臂。我想到各種可能導致緊急入院的精神狀況，也知道他們會在這層樓為病患做哪些評估。儘管配有很多鑰匙和鎖上的門，這仍是開放式的病房，表示人隨時可以離開，但我知道有些病患會依精神健康法被扣留在醫院，甚至長達六個月。有個社區精神科護理師的朋友告訴我移送這些脆弱病患的故事。「如果你受過適當的訓練，也是合格的心理健康專業人員，有時剝奪一個人的自由，把人送去醫院，是身為護理師的責任。」

強制入院的倫理問題，曾讓我好幾個晚上輾轉難眠。英國的精神健康法和心智能力法，賦予護理師代替病人做決定的合法權力。護理師是「看管人」的概念令人害怕。心智能力法下的五大原則，要求護理師在下判斷之前，必須考慮能否在對病患的權利和自由影響最小的情況下，達成自己的決定。但剝奪一個人的自由這種權利，感覺是一種巨大又危險的責任——至少一開始的時候。我安慰自己，幸好我離那個階段還很遙遠。儘管如此，知道自己可以隨時離開，而我照顧的一些人卻病到無法回家，心裡還是覺得怪怪的。我感覺到肩上的責任重大，絕不能把事情搞砸。

「員工廁所，」蘇說：「手工藝教室。」我順著她的手勢看過去，只見兩位年輕女性和一名年長男性圍坐在一張小桌子前做手工藝。「厭食症，」蘇說：「妳要看著他們。我們最近幫她做入院搜身，」她用頭指指一名穿帽T的女人。「她嘴巴說沒帶違禁品，之後卻交給護理長五片剃刀，說：『你們沒搜到這個。』她沒有想要自殘，純粹是想找辦理入院的護理師麻煩。」

那兩個女人模樣奇怪，要不盯著她們看很難。兩人骨瘦如柴，肋骨分明。我緊閉嘴唇，免得自己嘴巴開開。生病的人還得忍受別人盯著自己看，感覺一定很糟，尤其是護理師。我有個身體明顯出狀況的鄰居；每天早上她去跑步，骨頭看上去似乎會啪的一聲斷掉。每次我都會跟她打招呼，然後逼自己別開目光，就像此刻，但真的很難。我不知道她會不會死，就跟那兩個女人一樣。厭食症一直是精神疾病的主要死因之一，而且人數愈來愈多。如今又多了「健康食品症」（orthorexia），即追求健康食品到了走火入魔的程度。目前美國精神醫學學會尚未把健康食品症列入DSM（*Diagnostic and Statistical Manual of Mental Disorders*，《精神疾病診斷與統計手冊》，記載各種與心理健康相關的事）的飲食失調症，但我相信以後一定會。這世界正快速迎向Instagram和其他社交媒體的時代，追求難以企及的完美境界，這類飲食失調勢必年年增加。「這些女孩都是自我要求很高的完美主義者，我們遇到很多這樣的人。」一名兒少精神科護理師表示：「厭食症以女生居多，但過去三年，男生飲食失調的人數增加了百分之二十七，比女生增加的速度多了一倍。這年頭當青少年真辛苦！壓力太大了。」

我們走去病房的另一頭。「交誼廳。」蘇說。有幾個人在喝茶，電視機嗡嗡嗡播放著另一個沒人在看的日間節目。「十點的藝術治療通常人很多。一點是音樂治療，通常只有凱斯，因為他不肯洗澡。之後是團體治療，自由參加，但我們會盡量把人拖去。」蘇笑了笑。「都清楚了？」

我點點頭，跟她道謝。但我還是不知道自己該做什麼、我在這裡的角色是什麼？只要照顧病人就好，還是要跟他們說話，或是盯著他們？要不要認識從窗口送出來的藥物及其副作用，還是要學捏陶？要不要鼓勵厭食症的女孩吃東西？還是只要記錄她們吃了什麼？皇家護理學院在〈前護理教育勝任標準〉中指出：「精神科護理師必須運用不同的方法鼓勵病患參加活動，促進正面關係發展，以協助病患融入社會、爭取權益並恢復健康，讓一個人獲得自主生活的能力，而且是病患認為有意義和滿意的生活，無論其病徵是否消失。」我很樂意幫助另一個人找到生活的意義，同時也為自己的生活尋找意義，但是卻不知道該從何做起。

「沒問題的，」蘇說：「午餐之後藥效便發作了，所以大家通常會茫到傍晚，之後是影劇時間。恐怖片就不必了，外星片也是，尤其現在德瑞克回來了。他認為自己被外星人綁架，外星人要摘下他的腎臟。」她搖搖頭。「絕對別跟他說他錯了。我是指，我們憑什麼說外星人沒綁架他？或者沒有試著綁架他？這世界比我們知道的還要浩瀚，我們沒有證據。但也絕對別告訴他他是對的。還有，潘姆比較愛看《加冕街》（*Coronation Street*），我們不希望她再自殺了。」

「茫？」我發現那些明顯有厭食症的女孩看著我在笑。「自殺？」

「因為藥物的關係，那是化學的束縛衣。誰能說我的現實比德瑞克的現實真實？說不定外星人真的存在，那不是我們能反駁的。我們在這裡，不是為了爭論宇宙之外有沒有外星活動。」她爆笑出聲。

我的肚子一沉，嘴角冒泡，感覺後腦杓在縮小。

「當然了，」蘇靠向我小聲地說：「病人不知道藥裡含有砒霜，所以妳絕對不能跟他們說，OK？他們也在這裡的水放了氪星石（譯註：《超人》漫畫裡的虛構礦石），所以什麼飲料都不要喝。」

我慢慢轉過頭看著蘇的臉，還有她無神的眼睛。「妳不是蘇，對吧？」

她又大笑一聲，身體左右搖擺。「唬到妳了……唬到妳了！蘇在休息。」

我愣了幾秒，發燙的感覺從脖子蔓延到臉，我可以想像自己的臉有多紅。我覺得自己好笨，腳下的地板直晃。我用力回想她跟我說的一切，覺得全是胡說八道。我顯然看了太多電影。我有跟她說什麼不該說的話嗎？我違反了什麼規定嗎？我會不會還沒拿到執照就丟了執照？我看著她的臉，她跟我目光交會。只見她抱著肚子咯咯笑，後來我忍不住跟著一起笑，兩人的笑聲合成一片。

後來我知道她不是蘇，而是名叫海莉的女人。儘管覺得自己很笨也有點害怕，但從那天起，我開始跟她說說笑笑。之後在那裡的每一天，海莉都會跟我（還有她找到的每個人）重複我第一天上班鬧的笑話。「病人和醫護人員當然沒有分別。我們都可能生病，而且到某些階段大概也逃不過病痛。精神疾病跟氣喘或骨折沒有兩樣，所以別擔心。為什麼我不該是蘇？」之後她告訴我砒霜的事，還有其他護理師為什麼根本不是護理師，而是政府派來控制她心智的人。海莉顯然生病了，但她教了我很多事。

最早的精神科護士被視為「靈魂友伴」，每位護士都會跟一名病患配對，以友誼為基礎發展出一種「治療關係」。這種方式現在又流行回來。醫院雇用曾經患過精神疾病的人到康復學院工作。這些學院集中在鄉間，採取教育而非臨床診斷的方式，跟心理疾病患者合作。我很高興能跟海莉搭檔。她讓我發笑，跟安東尼以前一樣。有一次，我聽見她跟她丈夫說別再每天打電話給她：「我正在休假。精神病假。要過六個月才能回家。」

真正負責帶我的蘇來自史凱內斯鎮，手指被菸燻黃，塗著亮紫色的眼影，手上沒抓著一大串鑰匙。她聽我說海莉的事時笑個不停。「沒事的。」她說：「誰都有第一天。至少我沒故意整妳。」

我跟著蘇（瞄過她別在身上的識別證後）走到診療室，她跟另一名護理師清點了管制藥品。藥理學從十九世紀晚期至今已有長足的進步，過去有些鎮靜劑目的是要用化學的方法來約束病人，而不是治療他們的病。水合氯醛極易上癮（有時被當作約會強暴藥），也會產生難受的副作用。雖然不再用來治療精神疾病，但直到最近，兒科加護病房還是常用來鎮定小孩。

蘇繼續說：「藥其實不能治病，只能減輕症狀，而且仍然用來約束病人。我們這裡有很傑出的醫生，但還是有必要提醒他們，在用藥方面，病人的選擇還是最重要，不管他們選擇要不要服藥。當然，除非他們是強制送醫的病患。這是病患早、中、晚排隊領藥的地方。大多數病患都沒問題，但有些人需要很多鼓勵和支持。」她說話時有股菸味。「妳要備好所有表格，確認醫生沒有開錯劑量。之後有晨會，妳應該去參加。大家會討論一下每個患者、任何問題、計畫等等。有一堆評估、裁決、病程記錄之類的文書工作等著妳。別一副苦瓜臉。愈做妳就會愈清楚。」

如果藥物只能減輕症狀，那什麼才能治病？美國社區精神醫學教授達睿克醫生（Dr. Drake）說：「精神科醫師的工具箱裡唯一有用的法寶，就是幫助病患就業。」蘇教了我很多照顧精神病患可能有用或沒用的方法。實習護理師都會分到一名負責指導、支持和評量實習生的「師父」，有時也會跟心理健康團隊的其他成員共事，例如心理治療師、心理學家、社工、職能治療師，但跟師父在一起的時間還是最多。這種安排只能完全碰運氣：可能碰到善解人意的師父，瞭解我這樣的實習生可能年輕無知又害怕，也可能碰到喜歡高高在上、階級分明的師父。我很幸運，蘇是個溫暖的人，手一直輕輕按著我的手臂。「妳會表現得很棒。何不去幫德瑞克量個血壓？妳已經見過他了。他的表上需要血壓之類的觀察記錄。」

我鬆了一口氣。觀察記錄我做過無數次，已經很上手，但精神護理的其他方面我還很生疏，比方帶活動和團體治療。至於記錄體溫、飲食、出入液量、呼吸次數，屬於實際又簡單，自己也有把握的工作。我第一次露出微笑，感覺下巴放鬆了一些，就此走向德瑞克的房間。

德瑞克有一百八十幾公分，嗓門很大，在醫院外就聽得到他的聲音。他是從精神科加護病房（ＰＩＣＵ，別跟縮寫也是ＰＩＣＵ的兒科加護病房搞混）轉過來的。他在那裡由嬌小的菲律賓女護理師照顧。我發現這些「小護理師」常在精神科加護病房裡照顧一百八十幾公分的大男人，有些還是有酒癮、藥癮問題的病患，這些人通常病得很重，還可能使用暴力。但那些菲律賓護理師告訴我，男護理師比她們更常被攻擊。「面對女護理師時，病患比較不會覺得受到威脅，也就比較不害怕。很多精神疾病都是恐懼引起的。有時，男護理師若遇到很暴力或激動的病患，就不得不叫我們去幫忙安撫。」

德瑞克看起來並不害怕，但他的枕頭上有一本厚厚的聖經。我走進去時，他伸手去摸那本聖經。

「嗨，我是克里斯蒂。」走進他房間時，我說。這個房間全然功能取向，只放了內嵌式衣櫃、一張五斗櫃、一張床和一把椅子。

另一個人坐在他對面的椅子上。「嗨，我是維克，精神科醫師。」他站起來，我跟他握手。

德瑞克沒站起來，但對我點了點頭。

「嗨，德瑞克，我來替你量血壓，可以嗎？」我看見門外的機器，伸出手把它拉進來。

「不要。」他說。

維克坐下來。「德瑞克，克里斯蒂是來幫忙的。她要幫你檢查身體狀況，跟我們每天做的一樣。一下就好了。昨晚你的血壓有點高。」

德瑞克無預警地站起來握緊拳頭、尖聲大叫：「他們要把我偷走，從我的鼻孔或眼窩取走我的靈魂。他們會吃掉我的眼睛，吸走我腦袋裡的腦髓，在我的脖子上鑽一個洞，把衣架從我的喉嚨穿過去，然後鉤住肉再拉出來，直到我腦袋的其他部分都解體。接著他們就會竄改裡頭的神經元，重新改造我；在我的腦細胞裡注入強酸，把它們融化。等他們把我的腦袋再裝回去的時候，我就變成他們的一分子……」

維克一直坐著。「好了，德瑞克，你很安全，我在這裡。」他對著門點點頭，我慢慢走出去，其他人衝進來。我站在門口看他們一哄而上圍住德瑞克，德瑞克叫得愈來愈大聲。我感覺到淚水盈眶，淌下臉頰。我不但沒讓他變好，反而更糟。我一定說錯了什麼話或做錯了什麼事。我進去之前，他本來還好好的。

蘇笑著說：「跟妳無關，德瑞克真的病了。不幸的是，他跟我們所有的病患一樣無法預料。維克很棒，但有時候我們沒辦法讓情況降溫，只好想辦法約束病患，讓他們鎮定下來。」她遞給我一杯茶。「可憐的德瑞克，他在社區裡一再受到攻擊。其實是精神病患受到社會的危害，而不是反過來。」我們在員工休息室裡，我看見之前交接時那個便服男。值班時間才過一半，我就已經累壞了，覺得自己像被擰乾的海綿，腦袋昏昏沉沉。「妳應該寫下來。反省實踐（reflective practice）也是工作的一部分。每天都要反省發生的事，可以的話，就寫下來。」

之前，我們模擬過反省實踐的完整流程，但這是我第一次覺得書寫能派上用場。蘇說的當然沒錯。「反省實踐」跟所有護理理論一樣，都有不同的模型和概念，但基本上就是一種理解真實事件的過程。一般認為，這是為了照顧脆弱病患、必須付出某些代價的護理師採取的一種情感防衛機制。它能幫助護理師瞭解自己的個性、人生經歷和記憶，以及這些如何影響事件。畢佛莉・泰勒（Beverley Taylor，本身是護理師也是助產士）發展的一種反省實踐模型指出：「有些問題可能永遠無解。」但我懂蘇的意思：找到問題蘊含的意義，對我會有幫助。德瑞克為什麼會有那種反應？我為什麼會那麼難過？

「寫反省日記讓我保持良好的狀態，」蘇說：「就算諸事不順的時候，我也會寫。這樣你在不同單位之間移動，才知道自己進步了多少。除了這個，一天結束時再來上一大杯琴湯尼……」

德瑞克不是那裡唯一得到精神分裂症診斷的黑人。精神分裂症是一種嚴重的精神疾病，會影響一個人思考的方式，但是跟分裂或多重人格無關。有個受精神分裂症所苦的朋友形容，那就像「看見世界變成碎片。你努力要把事物拼湊在一起，但每一片都不一樣，我的經驗跟其他人的經驗完全不同」。

然而，精神科加護病房還是有一些共通性。那個時候，每個病人都是「黑亞少」（黑人、亞洲人或少數民族），大都來自工人階級。就我所見，他們的行為表現不會比潘姆（從來沒被送去加護病房的中產階級白人女性）激烈。雖然這已經是二十年前的事，但同樣的現象至今依然存在。多年前制定的精神健康法，並沒有把社會整體的文化和種族成見納入考量。法國哲學家傅柯（Michel Foucault）主張，瘋狂依賴它所存在的社會，而社會的文化、知識和經濟結構則塑造了瘋狂的經驗。這部分仍有很大的探討空間。英國的精神分裂症及其他精神病病因與種族研究（AESOP, Aetiology and Ethnicity in Schizophrenia and Other Psychoses），同時在英國三個地方（倫敦、諾丁罕和布里斯托）進行，為期兩年，是目前為止最大型的第一手精神病病例對照研究。該研究發現，精神分裂症在非裔加勒比海人和非裔黑人族群中的比例顯著增加，不同性別和年齡層都是。非裔加勒比海人遠比其他族群更可能得到這種診斷。從一九六〇年代開始，就有許多研究比較了精神分裂症和其他精神病的發生率，而黑人的發病率比其他族群高出許多，從兩倍到十八倍都有。最近的一份報告點出，非裔和加勒比海黑人得到的醫療服務不足，平均要比其他族群多等候五倍的時間，才能得到醫療服務。為何如此並無清楚的答案，但個人和制度層面的種族歧視顯然是關鍵因素。

我想到這對德瑞克代表的意義，而身為精神科護理師，面對這類不平等時，我又應該扮演什麼角色？皇家護理學院主張，挑戰精神疾病可能引發或遭受的不公平和歧視，是精神科護理師的最大職責。人權法是精神科護理最強的支柱，但精神健康的社會和政治現況卻是一攤渾水。精神照護很多都在社區中進行，長期經費不足和縮減病床、福利等，對英國的精神健康造成嚴重的危害，我想也連帶提高了自殺率。這些難堪的事實有很多層面連專業人員都說不出口，有時甚至不願承認，而且對精神疾病患者造成直接的影響。

我在倫敦總會注意到一些事：趕著去上班的人潮幾乎都是黑人，天還沒全亮就去排隊等公車。坐在麥當勞、健身房或大英圖書館裡時，我會觀察都是誰在做打掃工作。我也發現，醫護助理都是黑人，但醫院管理階層則是白人。我還注意到，在南倫敦（譯註：倫敦黑人最多的一區）最髒的窗戶裡邊，掛著各種顏色鮮豔的「捕夢網」（編按：北美原住民的手工藝品，咸信能讓人夜晚捕捉到好夢，趕走壞夢）。跟德瑞克一起工作之後，我開始思考黑人罹患精神分裂症的比率高於其他族群的問題，還有這個數據背後隱含的各種意義。我開始反省。

我的工作是定期陪伴德瑞克。我看著他逐漸好轉。他乖乖讓我量血壓時，維克告訴我，德瑞克獲准白天外出了，維克稱之為「有益的風險」。德瑞克現在確實比較平靜了，也比較能表達心裡的想法。症狀緩和的同時，他的人格就益加顯現。平靜的時候，他對藝術和西洋棋有興趣，還試著教過我這兩樣，只是都失敗了，甚至會笑我把西洋棋的「卒」說成「竹」。他有一個散發大海味道的古董棋盤，說是在全世界漂流了幾世紀，才會有那種味道，我聽得目瞪口呆。我發現他最近在吃檸檬蝦餅，指尖上還殘留著味道，他又哈哈笑到淚流滿面。他介紹我認識墨西哥女畫家芙烈達．卡蘿（Frida Kahlo），還常引用她的話：「他們以為我是超現實主義者，但我不是。我從不畫夢境，我畫的都是我的現實。」

「妳知道嗎？她懂。」德瑞克對我說：「我是指，她真的懂什麼是現實？『我畫的不是夢境。』妳懂嗎？」

「大概吧。」我說。是真的。我漸漸明白精神護理是什麼，雖然很難定義。「精神科護理師就是站在絕望窗口的捕夢網。」我說。

德瑞克看我的眼神，彷彿暗示我說的不是至理真言，就是胡說八道。

「我們不斷在衡量風險和利弊。」後來維克說：「大多數精神病院在一個人生病時，奪走他們的權力，等到他們好轉，再照可控制的分量一點點還給他們。」我儘管是新人，一點也不喜歡這種概念，但我沒有挺身挑戰維克的自信（或知識），即使內心覺得精神病患者往往早已失去所有權力。

我想起護理工作的其他場域，比方說加護病房。裡頭的維生機器接管了病患的身體，待器官功能好轉，才逐漸拿掉機器。像維克和蘇這樣的精神科專業人員，就好比德瑞克的心智維生機器。蘇告訴我，護理工作有時只要停下來聆聽，給予安慰，保護病人直到他們可以保護自己為止。捕住噩夢，直到一個人醒來為止。

德瑞克出院的日子一天天接近，蘇的工作多半只剩下她所謂的「治療性溝通」和「出院準備」(精神護理中複雜的跨領域工作)。「入院前,病患就可能陰晴不定又暴力,一直靠著藥物和酒精硬撐下去,之後幾乎一定會有就業和金錢的問題得解決。所以讓病人回家是個複雜的決定。他們可能已經沒有家,也可能不再有適合的家。」

當社會住宅危機在英國蔓延的同時,精神疾病也達到傳染病等級。我想每個人在人生的某個階段心理都會生病,就像身體會生病一樣。我在人生的不同時刻確實有好有壞,心理和身體都是。但在現今社會中,每四個人就有一個人嚴重到被診斷出心理失調;每十個小孩就有一人罹患可診斷的精神疾病。自殺人數攀升,精神病患者等候看病的時間又久到令人髮指。近來,有個政府專案小組譴責政府多年來對精神健康資源的投資不足,還發現要約到社區健康服務團隊的診,最久平均要等上三十週。精神科病房也工作超載,違反了工作準則。英國首相梅伊(Theresa May)承諾要改革精神健康服務,並宣布未來將增加兩萬一千個精神健康領域的工作機會。但精神科實習護理師的獎學金遭廢除,很難想像這些護理師要從何而來。皇家護理學院院長兼主任祕書珍娜・戴維斯(Janet Davies)曾說:「人力規畫和責任分攤的欠缺已達到危險等級……在現今政府的治理下,短缺的精神科護理師多達五千名,這多少解釋了病患為什麼難以康復。」

精神疾病極具毀滅性。在精神病房陪伴恐懼、脆弱、甚至病重的病患一段時間之後,我跟蘇有同感：「我寧可得癌症，也不要得精神重症。」

但精神健康服務的窘境並非英國獨有。聯合國將精神健康列為全球首要之務。中國過去把精神疾病視為政治污點，而非身心失調，如今在中國受精神疾病所苦的人多達一億。在這個想要什麼有什麼、生活條件改善、整體健康和教育水準普遍提高的時代裡，我們卻比過去任何時候都要不快樂。

我發現德瑞克每次接近潘姆都很害怕。他會來回踱步，出現壓力大的肢體動作：咬緊下顎，眼睛低垂，縮起身體，把世界關在外面。我在餐廳找到機會跟他聊天。潘姆（蒼白瘦弱的憂鬱症女病患）拿著托盤跟著隊伍整齊地移動，臉上掛著大大的笑容。餐廳裡擠滿來吃午餐的員工和病患。大家不是吃得太快就是太慢，而精神病患嗆到的比率又特別高。有時候是故意的，只為了要傷害自己。

人會用各種有創意的方式傷害自己：用繩子勒住脖子，自我閹割（比方切下陰莖），燙傷皮膚，拔頭髮，或是吞刀片、針、別針或電池，喝漂白水或防凍劑，刺傷或割傷皮膚。自殘行為一直都存在，但至今尚未找出確切的原因。有些患者把自殘視為一種敘述、一種語言。沒有什麼方式比餓死自己更能清楚表達痛苦。或是飽死。肥胖是自殘。上癮是自殘。

我們用不同的方式自殘，以表達心裡的痛苦。

任職於皇家護理學院的莎拉．錢尼（Sarah Chaney）在《皮膚上的心靈：自殘的歷史》（*Psyche on the Skin: A History of Self-Harm*）一書中說，精神病學的論述就是歷史上、文學上、藝術上對自殘的論述。然而，自殘和自殺還是要加以區別。「芙烈達．卡蘿在四十七歲那年自殺。」德瑞克說：「大家都說是肺栓塞，其實是吞藥。」

這是我第一次聽德瑞克談起自殺。蘇就坐在他對面。「你想過嗎？」她問。

「自殺？」他瞇起眼睛。「有誰沒想過嗎？」

蘇搖搖頭說：「我不認為。」

德瑞克戴著一頂印著耐吉標誌的羊毛帽。「以前哈藥哈太多的時候想過。我傻了。」

「但是你現在不哈藥了。」她說。

「我可以非常專注，即便是夢到可以改變做夢地點的時候。我倒退著走進夢裡，而不是往前。」

我聽不懂德瑞克的意思，但我們坐了一會兒，我只是在一旁聽他講。他看起來很平靜，身體放鬆，笑得也比以前自然，眼睛裡沒有怒火，也沒有恐懼。

但蘇皺著眉頭。「我不認為應該讓他白天出院。」後來她告訴我：「他還需要評估。」

精神病學就像盲人在黑暗的房間裡找一隻根本不在那裡的黑貓。我記得奧利佛．薩克斯（Oliver Sacks）說過這樣的話，或是其中一個版本。『病識感』可能是件危險的事。」

我不懂德瑞克的意思，也不懂蘇的意思，或是奧利佛．薩克斯想表達的事情，但感覺都很重要。

第一個發現的人是我。德瑞克躺在床邊的地板上，血從手臂噴出來，形成一條美得詭異的弧線。血比想像中還要紅。他張開眼睛，但臉色死灰。

我呆站了好多秒（太久了），無法移動雙腿或閉上嘴巴。大海的味道、古老的西洋棋盤，還有他的笑聲都遠去了。有一瞬間只有我跟德瑞克兩個人，在另一個世界徘徊。

海莉從門外發出尖叫。有一把小剪刀放在德瑞克身旁不遠處，就在他伸直的手旁邊。接著：有人衝向血泊，警鈴大作，叫喊聲響起，房間擠滿遠比我更能勝任這類緊急狀況的人。有個醫生跑進來，然後又一個，本院的急救小組趕到時，我跪在地板的鮮紅血泊裡。看起來像石油，上面有紋路。有人給了我一隻手套。「壓住，用妳最大的力量壓住。」

德瑞克的手臂上血跡斑斕，很難看出他從哪裡劃破皮膚，挖進肉裡找到靜脈——還是動脈？血像激流一樣噴射。他的手臂上傷痕累累，有些深到肉都迸出來，有些較淺，但血流得更多。有道傷口噴出血，我用紗布按住，一下就整個濕透。後來我終於找對傷口，牢牢按住，手壓得又緊又穩，但還是有一絲血冒了出來。我幾乎聽不到叫喊聲。

「止血帶！」

「直接送手術室！」

「緊急輸血！」

我記得自己當時想著血的顏色紅得不可思議，跟想像中很不一樣，而且好溫暖，幾乎是熱的。我試著估計失血量，最後只知道多得離譜。

德瑞克慢慢開始咳嗽，移動另一隻手臂。一切都慢了下來。

「沒事的。你不會有事的。」有個人說。他把臉轉向站在門口的一名護理師。「先打給急診室，我們馬上送他過去。」他說。

我討厭血，現在卻整隻手、整條手臂都是血。血，最紅、最暖的血，我避之唯恐不及的血。我卻沒有感覺後腦杓輕輕的，沒有昏倒，也沒有頭暈。我緊緊按住德瑞克的手臂，最後手指整個麻掉。我全神貫注盯著他的臉，只見他緊皺著臉，表情害怕，淚水從眼角溢出，像玻璃小碎片一般。德瑞克的臉滿是恐懼。我好想把他抱起來，包在毯子裡保護他。

我好想抵抗某種隱形力量，那意味著他比其他人更可能生病，更可能被診斷出有病，更可能被延誤治療。

德瑞克望著窗外遙遠的某處。我看著蘇把手放在他身上，輕聲在他耳邊說話，直到他的表情不再那麼恐懼。我想知道蘇說了什麼，雖然聽不清楚，但我從中學會精神護理工作的一些事。好的精神科護理師能救人性命。而政府到目前為止，對國民保健署的所有服務及社會照護一次最大幅度的預算刪減，使得精神健康服務（還有精神科護理師）瀕臨崩潰。精神健康服務就像一顆沒有保險插銷的手榴彈。這世界上沒有足夠的捕夢網。

3 世界的起源*

我們從虛無旋轉而出，像撒下塵埃般拋出星辰。

——波斯詩人魯米（Jalaluddin Rumi）

就如奔向恐怖分子的護理師和醫師，南丁格爾奔向危險。她拋下優渥的中上階級生活，還有結婚、建立幸福家庭、成為女主人、養兒育女的期望，加入德國凱澤斯韋特（Kaiserswerth）的基督教女執事會，學習基本的護理技術。她在一八五〇年七月接受兩週的訓練，隔年七月再受訓三個月，並在一八五四年前往土耳其斯庫塔里（Scutari），照顧在克里米亞戰爭中受傷的士兵。她在那裡的第一年冬天，就有四千零七十七名士兵喪命，因斑疹傷寒、傷寒、霍亂、痢疾等疾病死去的士兵，比戰死的士兵多十倍。南丁格爾用室內遊戲和針線活，交換「駭人的恐怖……脖子以下都泡在血裡」。回英國後，她對護士的訓練和養成，以及聖湯瑪斯醫院（St Thomas' Hospital）的助產部產生高度興趣，後來更協助成立助產訓練學院。

過去對助產士的要求，今日來看頗為冒犯。約翰・莫布雷（John Maubray）一七二四年出版的《女醫師》（*The Female Physician*）寫道：「她不能太胖或太腫，手和手臂尤其不能太肥厚，手腕的骨頭也不能粗……」

除了助產士，英、美兩國對孕婦的治療和照護在那之後也全然改觀。四十歲以上女性的生產力，從一九八〇年代至今提高了三倍，現在四十幾歲生育的女性比十幾歲的女性還要多。就算生產力沒提高，受孕機會也提高了。根據人工生殖技術協會的報告，現在獲得醫療協助受孕（試管嬰兒）的美國女性比過去都要多。女性生產的方式也在改變。國家健康與照顧卓越研究院二〇一四年更新的指引，聚焦於讓女人有更多選擇生育地點的自由。證據指出，助產士經營的機構比醫院安全，因為孕婦生產過程直接且風險低。在社區和家中生產的婦女慢慢增加，往後幾年會開始攀升。另一方面，剖腹產也在增加，現今英國大約每四個孕婦就有一人是採用剖腹產。

＊譯註：十九世紀法國畫家庫爾貝（G. Courbet）的名作，畫中呈現一名張開大腿、坦露私處的裸女。

產前產後的照護在世界各地相差甚大。坐月子的習俗已經存在好幾世紀，雖然在西方已然過時，在其他地方卻依舊盛行。在中國，婦女產後一個月關在家裡，什麼都不用做。相反地，美國是唯一沒有法定帶薪產假的工業化國家，有四千三百萬名美國勞工沒有帶薪病假，四分之一的新手媽媽產後不到兩週就得回去上班。那麼，寶寶對媽媽的安全性依附該怎麼辦？四分之一的美國寶寶會產生依附障礙嗎？歐洲各國的作法也大不相同。法國女人產後最少會在醫院待三天。英國女人可能產後幾小時就出院。

帶我的助產士法蘭希絲告訴我：「生產是自然的過程，不是疾病。」精神科實習護理師其實不需要到助產科見習，但我所屬的新人組提供了這個機會，我就馬上報名了。法蘭希絲說話簡潔有力，跟她俐落的步伐一致。她走到哪兒就收拾到哪兒，把沾滿血液和體液的紙尿布丟進黃色醫療垃圾桶，洗洗手，順順床單。法蘭希絲帶我繞一圈，我跟著她穿過「懷孕超過二十週且狀況不佳的孕婦住的」產前病房，還有「檢查孕婦各種問題，比方照超音波、抽血之類」的日間評估室。我們經過一個房間，裡面有個女人接上了CTG（胎心宮縮監測器），記錄胎兒心跳和子宮收縮頻率，空氣中瀰漫著死產的沉重氣氛。我們經過受妊娠劇吐（嚴重害喜）所苦，在日夜持續嘔吐之後，需要吊點滴補充水分的女性。還有患有妊娠糖尿病、懷了巨嬰的女性。有些女性純粹只是焦慮，身體並無大礙，但之前流過一次產（甚至五次），再度流產的恐懼太過錐心刺骨。還有女性在懷孕期間出現其他狀況，如心臟不適、氣喘、免疫系統失調，必須服用懷孕期間未核准使用的藥物，遇到這類狀況，不得不衡量其中利弊。

法蘭希絲告訴我，證據顯示無併發症且由助產機構照顧的孕婦較可能自然產，需要的止痛劑也較少。這時有個女人正在隔壁房間尖叫。

我們經過引產室到交接室。我瞥見裡頭有一面白板，上面列出孕婦的病房號碼、妊娠期、產次（生過幾個小孩）、大致狀況、目前進度、無痛分娩，還有她分到的助產士姓名。我右手邊有間水池室，再過去是七間產房，最後是多胞胎產房。水池室中間是一個大淺水池，有個類似鞦韆的裝置吊在上面，讓孕婦拉著動來動去。法蘭希絲說，男人也可以進去，雖然場面會很混亂，「有點像《大白鯊》。」

水池後方藏了一個小網子（助產士用來撈出水裡的大便或嘔吐物），另外還有放音樂的喇叭。我偷聽到助產士們邊吃夜班人員留下的乾巴巴生日蛋糕，邊聊生第一胎的媽媽。「她們才開一公分就跑來醫院，要求落落長，像是輕鬆的音樂、芳療精油，還堅持不用止痛，等到真正開始就變了一個人，尖叫著要我們有什麼藥就用什麼藥。有陪產士陪的孕婦最糟。」

但法蘭希絲很愛陪產士——有接生經驗且受過分娩訓練的女性。「我可以理解為什麼陪產士是生產計畫的一部分。」陪產士很像十八世紀前比產婆更早出現的傳統接生婆，既要陪伴產婦生產，也要提供產後照顧，是分娩女人的一大支柱。我讀的研究指出，有陪產士支持的孕婦（分娩時一直陪在她們身邊）分娩時間較短，較少剖腹產，寶寶待在新生兒加護病房的時間也較短。

我發現即使專業相同，助產士依然各有差異。助產士分為醫療型和傳統型兩種：一種對進階新生兒急救術之類的技術很熱中，一種非不得已絕不接受醫療干預。助產士內部的衝突其實是從外部開始的。十八世紀以降，醫師和助產士的衝突升高，因為醫療人員開始主張，對母親和嬰兒來說，現代技術比助產士的民俗療法更有益。

如今，助產士在英國不再與傳統民俗療法掛鉤，只能說是承認了它的存在。但在其他國家，鄉下地區還是以傳統接生婆為主，例如奈及利亞。另一個極端是美國，產科醫師還是主角，助產護理師則從旁協助。不過，愈來愈多美國女性選擇由助產護理師為她們接生，而非產科醫生。兼任助產士和護理師的方法很多，要偏向醫療型還是傳統型則看個人，而非專業。例如南丁格爾選擇在斯庫塔里經營綜合醫院，瑪莉·西科爾則成立寄宿所和店鋪，賣藥方給進來的人。藥方裡有什麼她並未明說，也許她知道那不重要。

法蘭希絲介於傳統和現代之間，是個經驗豐富的助產士，在她所謂的「前世」是一名科學家。生完小孩，她仍繼續工作，目前在醫生和助產士共同合作的病房任職，就像今天。「這個工作我做了好多年，接生過好幾百個寶寶。」她告訴我：「說不定有好幾千，從來不覺得厭倦。」

她穿著深藍色刷手服和黑色便鞋，這表示就算快走，她看起來還是很放鬆。她的上衣短袖燙了一條又直又挺的皺褶，妝容無懈可擊，頭髮也整整齊齊。

光是跟著她走來走去，我已經滿身大汗，頭髮也亂了。產房又熱又濕，我感覺到自己匆匆畫好的妝漸漸糊掉。我們正在照顧史佳麗，一個還在分娩最初階段的年輕女性。

「年輕媽媽，」法蘭希絲說：「第一胎。妳無法預料會怎麼樣。有些產婦看起來虛弱到快不行，寶寶卻像豌豆脫殼一下就蹦出來。也有的看起來像鐵釘一樣堅韌，結果從投藥、無痛分娩、產鉗到剖腹，全部走了一遍。外表會騙人。」

我們走進去時，史佳麗坐了起來。我站在門口。

「進來。」法蘭希絲揮手喚我進去。「這位是克里斯蒂，今天跟我一起工作的實習生。她是來觀摩的，如果妳不介意的話。」

史佳麗點點頭。「就算整個軍隊來觀摩，我也不在乎，」她說：「我只希望他快點出來。」

她笑了笑，身上穿著曾經潔白、但已經洗灰了的胸罩，肩膀上的刺青刻著「火箭」二字。火箭是孩子的父親嗎？她的乳房脹得好大，布滿藍綠色的血管，肚子大到不可思議，表皮發亮。她看起來還很小，自己都像個小孩。我記得我有個朋友十二歲就懷孕，十三歲生下小孩。有天放學她來我家喝茶玩耍，手裡抱著一個嬰兒。我還記得我爸當時的表情好像在說：「什麼跟什麼？」

史佳麗未婚（「他跑了，但感謝上帝還過得去」），也沒有陪產士，但有媽媽陪在身邊，握著她的手。史佳麗看著我笑。「真的，我沒關係，我只想要寶寶快點出來。」她一頭紅髮，臉上有雀斑。

「可能會有撕裂傷，皮膚太薄。」後來法蘭希絲告訴我：「而且她很年輕。妊娠紋滿嚇人的，但肌肉復原的速度很快。」

病房沐浴在陽光下，其實很熱，窗戶又沒開。法蘭希絲找到一支壞掉的風扇，只能固定在一個方向，但起碼能吹出微風。她將風扇對著史佳麗的臉，但她的汗水還是流個不停。她媽媽拿一條灰色法蘭絨擦她額頭的汗。「這樣妳會舒服、涼爽一點。我還有妳可以吃的葡萄糖錠。都準備好了。」

史佳麗母親穿的T恤胸前印了「墨西哥」字樣加棕櫚樹的圖案。她發現我在看。「我們四年前去度過假，是最棒的一次假期。食物一級棒！我吃了好多墨西哥起司捲餅，人都快變捲餅了。」

史佳麗翻了翻白眼，把法蘭絨布推開。「我要吐了。」她說。

法蘭希絲從我旁邊擠過去，及時拿一個硬紙碗回來，塞到她的下巴底下。「別擔心，常這樣，寶寶出來就沒事了。」難道她隨身帶著嘔吐碗，以備不時之需？我根本沒發現。

有個巨大的海灘球在史佳麗床邊滾來滾去，就像沒有握把的跳跳球。後來我才知道那是助產球，可讓產婦坐在上面矯正胎位。窗戶旁邊的嬰兒車裡有成套的衣服：維尼熊嬰兒連身服、黃色帽子和毛線鞋。麥當勞外帶的殘骸排在窗台上：大紙杯、漢堡盒、薯條袋。簡易浴室的馬桶旁有個大垃圾桶，牌子上寫著：「請勿丟掉衛生棉。我必須觀察血塊，確認產後一切ＯＫ。衛生棉放在垃圾桶上方即可。」

當助產士告訴史佳麗該來看看進展如何，然後把史佳麗的雙腿打開時，我差點昏倒。波提切利（Botticelli）的《維納斯的誕生》（*The Birth of Venus*）完成於一四八〇年代，畫中的女神維納斯從岸邊的貝殼現身，象徵著貝殼作為女陰的隱喻（從古典時代就開始使用）。我很愛那幅畫。

史佳麗的陰戶一點都不像貝殼。

看見腫脹撕裂的皮膚、撐到快爆破的肚皮帶給我的震驚，讓我彷彿又回到小時候的臥房。我又變回那個排骨女孩，抓著貝殼貼近耳朵。我幾乎可以感覺到那冰涼的觸感，腦中回想起我爸說的話：「如果仔細聽，妳就可以同時聽到一切，又好像什麼都沒聽到。」但現在我只聽到尖叫聲。

這是我第一次目睹嬰兒出生。從史佳麗開始用力，我就不停哭泣，大受震撼，總覺得有什麼地方錯了。以前就有人警告我臍帶是藍色的，嬰兒的頭則是冰淇淋甜筒的形狀，但是把嬰兒推擠出來的猛烈程度嚇到了我。

我是個完全沒經驗的新手護理師，雖然逐漸熟悉理論，卻對課堂外的事毫無經驗。護理學家派翠莎・班納（Patricia Benner）形容我目前的階段是「知道那是什麼」，但還不「知道怎麼做到」。然而，在這裡看著史佳麗在生死邊緣掙扎，而她的寶寶正往生命的方向緩緩前進，我覺得自己好像一無所知。

我哭個不停，法蘭希絲瞥了我一眼，皺起眉頭，但我停不下來。尖叫過後，史佳麗變得非常安靜，之後開始發出不像人類會有的低沉呻吟。過去幾世紀，生產有時被稱為「呻吟」或「哀嚎」。來慶賀寶寶出生的親友，甚至會拿到「呻吟啤酒」和「呻吟蛋糕」。這些我都知道，但還是沒想到會是那樣的聲音。我數著史佳麗臉上蓋住雀斑的汗珠，試圖不去想她的皮膚，例如她的皮膚有多薄，還有皮膚可能會撕裂。

「我要無痛分娩！」她尖叫：「我不行了，沒辦法再用力了。」

法蘭希絲一開始很鎮定。「我們再來一次收縮。不行我就來安排，好嗎？」

呻吟聲愈來愈大，愈來愈怪，愈來愈不像史佳麗原本的聲音，聽起來像是地球久遠以前的聲音，也好像來自別處。史佳麗用力推，喘個不停，在床上扭來扭去，彷彿全身著了火。一定是哪裡出了問題。法蘭希絲有半隻手在她體內，手套上都是黏液，視線幾乎直穿史佳麗的肚子。

「我快死了！」史佳麗大喊。

史佳麗的母親也哭了起來，直到胸前「墨西哥」的「M」字濕成跟其他字母不同顏色，眼淚才停住。

法蘭希絲把手伸出來，打開床底下一個白色的無菌分娩包。她的聲音變得嚴厲。「妳沒有快死了。妳要加把勁推，妳可以的。很好，妳做得很好。」

史佳麗停止尖叫，身體翻來覆去。

探出頭的寶寶頭上有一層胎膜，好似紙袋，其實就是包住胎兒的羊膜，通常會留在母親體內。法蘭希絲把它從寶寶頭上一圈圈剝下來，就像摘下帽子一樣。

「好，做得很好。現在我要妳吸氣、吐氣，然後等我的指示輕輕用力推。」

寶寶的頭出來了，其他隨著血、大便和黏黏的白液快速射出。到處都是黏液，史佳麗的尖叫聲在四面牆壁間迴盪。法蘭希絲擦擦寶寶的背，好像在用毛巾擦乾頭髮一樣，然後一把將寶寶放到史佳麗胸前。

「是女兒。」她說。

史佳麗啜泣道：「女兒。」身體隨之抽搐搖晃。「是女兒！」

「別擔心這個。」法蘭希絲指指胎膜。「有人說那是寶寶注定會出人頭地的預兆。」她臉上驚喜的表情，彷彿這是她第一次接生。

我看著史佳麗盯視寶寶和她母親的表情，她們之間傳遞的眼神讓我哭得更厲害。史佳麗女兒的哇哇哭聲是我聽過最美的聲音，是一種奇怪而美麗的音樂。

法蘭希絲還在忙。排出胎盤、剪掉臍帶之後，她拿出縫合工具，準備縫補史佳麗過薄的皮膚。「嚴重撕裂甚至會害女人尿失禁，比妳想的還普遍。」《英國婦科學刊》（*British Journal of Gynaecology*）發現，百分之八十五的女性經歷第一次陰道生產，都會有某種類型的撕裂傷。

幸好史佳麗的皮膚雖薄，卻還不到「嚴重」創傷的程度，即產科醫師所謂的「產科肛門括約肌損傷」（因為組織一路裂到肛門，造成神經及肌肉損傷）。她不需要送到手術室開刀修補裂傷。雖然仍有小撕裂傷，但只到「二級」的程度，意思是法蘭希絲自己就能縫合。但是在那之前，她在史佳麗身旁跪下來稱讚寶寶。「她很完美。」她說，摸摸寶寶的臉頰，接著伸手輕撫史佳麗的臉頰。「妳很幸運，她也很幸運。媽咪，做得好。」

我不得不離開產房，靠在外面的牆上，旁邊是紅色滅火器和貼滿寶寶照片的軟木板。我好狼狽。生產過程血淋淋。我覺得頭暈眼花，但不是因為腦中的血淋淋畫面。空氣改變了。世界改變了。我身上的實習服已經沾滿淚水，但我還是收不住眼淚。女人、助產士和人的潛能，讓我震驚不已。

後來在髒兮兮的洗滌室，法蘭希絲為我示範怎麼檢查胎盤。她把胎盤放在塑膠托盤裡。實際體積比我想像的還大。「留意外面的透明泡泡，」她說：「有可能是妊娠糖尿病或先天性心臟病的徵兆。」她邊檢查邊說。胎盤看起來就像我們在肉攤買的豬肝，但顏色比較淺，呈深栗色，接近黑皮諾葡萄的顏色。「臍帶周圍這個叫華通氏膠，眼球裡也有。」

我看著那些膠質，忍住噁心的感覺。「看起來像豬肉餡餅的內餡。」我說。

「是很像。」她回答，但沒笑。

「好像動物。」我對法蘭希絲說：「她叫起來就跟動物一樣，我不知道該怎麼形容，很像來自另一個世界，不像人的聲音，像母牛。」

法蘭希絲瞥了我一眼，又把視線轉回胎盤上。「正常。」

人類的生產過程跟其他物種很不一樣。不少研究發現，母親、胎兒和胎盤之間會有複雜的生物化學對話。人類的胎盤缺少能刺激動物生產的CYP17酵素，所以人類的生產過程比較像一種語言，母親和嬰兒之間藉由胎盤（就像法蘭希絲此刻拿在面前的胎盤）翻譯溝通。那是女性的神祕語言。

「生產是最自然、最人性的一件事，」她說：「比什麼都更能表達人的獨特性。」

她有一套讓我理解的解釋方式，卻又讓我愈聽愈糊塗。「生產握著死亡的手，」她告訴我：「是開始也是結束。」

時值一九九八年，我終於成為合格護理師。我決定不當精神科護理師，覺得那種悲傷太沉重了，所以換到小兒科。小孩雖然有可能在很短的時間內病情惡化，但多數時候恢復得更快。我跟三位至友搬到倫敦東南邊的公寓，她們三個都是實習助產士。我還記得自己跟她們轉述目前為止唯一一次的接生經驗：「史佳麗好勇敢，她還很年輕。過程很平凡，卻也很不平凡！」我的朋友用眼神彼此傳達笑意。助產士訓練需要完成的四十次接生，她們已經完成了一半。她們買了搭羅牌（因為「以前的產婆都是女巫」），晚上幫我算命。教堂用的蠟燭點亮用貼土黏在客廳灰泥牆上的羅比・威廉斯（Robbie Williams）海報，還有一整櫃的軟木塞，上面用原子筆寫上慶祝的事件：「星期二傍晚，有夠鳥」、「星期五喝小酒」、「尼克生日，果凍酒之夜」。

「妳會遇到一個又黑又帥的陌生人，」朋友說：「然後到全世界旅行。妳會活到一百歲。」有天我室友得輪早班，前一晚我卻吵翻天，她就預言：「我看見了悲劇。妳會面臨未知，而且妳背上插著刀。」

她們很怕輪班碰到滿月。雖然科學並未證明滿月會有比較多寶寶出生，但我跟三位助產士同住過，發現科學八成錯了。每逢值滿月之夜的晚班，她們隔天早上都會晚歸，比平常更累、更緊繃。「整晚都沒法坐下來！人多到不行，還得叫人來支援。也難怪大家都想填月初週末的班。」

她們累積了數不清的故事，卻還是好心地聽我描述剛受訓時看到奇蹟發生的悸動，那對她們來說已是家常便飯。「很難用語言描述妳們做的事。我是說，妳們就置身在人之所以存在的中心點，也就是各種生命狀態。」她們不順遂時，我也會當聽眾，並在心裡發誓，以後絕不要在辦公室發牢騷。

「寶寶已經死了很久，幾天前就不動了，只是她不敢告訴別人。她生了十個小時，我們想要加快速度，但她拒絕所有的藥物，說她想靠自己的力量把兒子生下來。她用力推了超過一小時。」

「肩膀卡住了，肩難產，麥克羅伯（McRoberts）助產法也沒效。醫生不得不在母親體內打斷寶寶的鎖骨。後來寶寶像足球一樣噴射出來。」

「寶寶生下來就腦膨出，也就是有部分腦袋長到頭外面。媽媽抱著他，但是爸爸走了出去，因為他無法注視寶寶。老實說，我也覺得很難。」

為了撐下去，我們隨時都在開趴狂歡。我們住在市區內治安不太好、公寓林立的一區，房子是一棟不斷擴建的維多利亞住宅，樓上住著另一群實習助產士，我們住中間那層。樓下沒人住，我們很擔心有誰受得了我們的噪音？經常有朋友帶著大聲公來找我們玩，整晚用DJ音響轟炸整棟老建築。有一天，我們看到兩個年輕帥哥跟著房仲走過來，當時我們正在喝雞尾酒，身上還穿著睡衣，而且是大中午（我們連續值了五天晚班）。我的助產士朋友探出窗外。

「嗨！你們來看樓下的房間嗎？」

還沒走到大門，其中一個男生就轉向房仲說：「我們租了。」

跟所有的護理師、助產士和醫生一樣，我們的作息很不規律。星期二有時是星期六，星期一早上開趴狂歡的機率跟一般人週末夜狂歡的機率一樣高，連續休假時就喝便宜紅酒和烈酒。我們會從廁所窗戶爬出去，坐在廢棄建築物的屋頂上抽菸，有一次還把在家分娩用剩的一罐一氧化二氮幹光。一氧化二氮在英國很普遍，但美國醫生很少開。美國的合格護理師兼助產士茱蒂絲．路克斯（Judith Rooks）指出：「女性如果使用一氧化二氮，大家就沒錢賺了。」

在英國醫療體系內，它仍是女性分娩時一種安全有用的止痛劑，同時也用來當火箭推進器裡的氧化劑。我們不是第一個拿它來找樂子的人。英國上層階級從一七九九年就有笑氣派對。我們很快開始尖聲大笑，欣賞倫敦的日落，看天空染成紅色。

但那些派對沒有延續下去。愛說自己是女巫的朋友，用塔羅牌預言的悲劇最後成真。短短六個月，我們所有人的生命都改觀了。有位室友的母親罹癌過世，另一位室友有個朋友在亞利桑那州的洪災中喪命，而跟我一起長大的摯友卡倫自殺了。

卡倫在除夕當天上吊自殺，我的整個世界也染成紅色。我想到憂鬱症，想到自殺，想到自由，想到德瑞克。我重新走訪中學的小教室，當年我們十五歲，老師認為我們資質優異，鼓勵我們自學，於是把我們跟其他同學分開。我們倆拋開課本，聊起了卡繆，我還記得當時我們抽的是蘇聯牌的金色濾嘴香菸，自以為這樣才像知識分子。我記得卡倫跟史佳麗一樣一頭紅髮，皮膚也很薄，很容易撕裂。但我想不透她為何要自殺。

在另一個人生（我在校時的眾多志向之一），我是一名超音波師。但我不是用護理師的眼光看待那些心臟掃描，而是以作家的眼光看著螢幕上一張張的圖片。心跳聲給人的感官體驗，充氧血和缺氧血的美麗紅藍色。每個人體內的圖像，都是你能想像最美的景色。血液的流動是體內的舞蹈。心臟掃描的咻咻聲伴隨著我，就像某些人心裡伴隨著喜愛歌曲的咚咚節奏。我記得心跳的聲音。寶寶愈小，咻咻聲就愈快、愈大。嬰兒喀達喀達奔向生命。他們的心臟掃描提醒我，存活是一種本能，出生時更是如此；那是新生兒、物種與生俱來的存活意志。我們汲汲奔向生命。

所有心臟掃描都讓人驚嘆，有些卻很驚心。有種較常見於兒童（通常只在兒童身上看見）的心跳頻率，名為上心室心搏過速（ＳＶＴ），因為寶寶或幼兒的存活意志化成危險的速度，心跳快到來不及將血液打遍全身。然而照顧這樣的寶寶，提醒我生命的起點。這種疾病的治療方式是把寶寶的頭朝下浸入冰水，再不行就用冰塊蓋住寶寶的臉。人類寶寶跟海豚、水獺和某些海鳥（包括企鵝）一樣，六個月之前都有潛水的反射能力。這種能力凌駕了其他本能，讓寶寶能在水底待得比一般人還久，卻不會溺水。那是我們跟自然的連結，我們的存活意志。

如果潛水反射能力沒效，醫生就會準備一種抑制心跳的藥：腺苷，看著螢幕上的心電圖拉平無比漫長的幾秒，直到正常的QRS複合波（顯示正常心室電流活動的心跳波動）出現，但冰水的副作用較少。腺苷必須快速注入靜脈中，接著用大注射器更快速地把藥推進去。藥在血漿裡，很快就會被腎臟和肝臟代謝掉，所以速度要快，才能發揮最大效用。有人形容那讓病患有末日將近的感覺。更精準的解釋是，病患會覺得心臟停住時，彷彿死去了幾秒。心跳停止時，螢幕上會出現水平直線，之後電流活動才會恢復正常（但願如此）。那樣的停頓讓人血液凝結。

「把它想成一個管弦樂團。」有個醫生告訴我：「長笛吹自己的，大提琴拉自己的，沒人在聽對方演奏，音樂聽起來亂糟糟。腺苷或同步心臟整流這類的干預，就像指揮家舉起指揮棒。先是全場安靜幾秒，接著大家才重新開始演奏，把節拍和調子拉回來。」

我想到的是生與死之間的停頓。幾秒鐘的寂靜。

每一千起正常妊娠中，約有八例先天性心臟病。心臟病常讓人聯想到不良的生活習慣，心臟病發也常見於飲食不節制、抽菸或久坐不動的中老年人。國民保健署有個令人憂心的發現，患有這類心臟疾病的年輕人愈來愈多，兒童肥胖的比率也愈來愈高，連小學生也是。但先天性心臟病是指胎兒在媽媽肚子裡就出現缺陷，如心臟破洞或結構異常。曾經有個胎兒心臟科醫師告訴我，很多小孩有天生異常並不奇怪，奇怪的反而是為什麼有些小孩沒有異常。

這些小孩八個有三個活不下來，只有短短幾小時、幾天或幾週的生命，可能再也沒有機會長大。這些是折翼的孩子。家人看到的是一個外表完美無缺的寶寶，心裡卻明白寶寶因為心臟缺陷活不了多久，是一個有瑕疵、終究會停擺的時鐘。他們的生命從頭到尾不過就是幾秒的寂靜。

現在我在小兒加護病房工作，這裡有少數的一般病患，另一層樓也有一區專收心臟病患。病房一角擺了四張床，開完刀的病人會送到這裡。裡頭沒有窗戶，燈光是奇怪的人工氖燈。但兒童在這裡不會待太久。這是介於手術室和心臟病房、生跟死的中間站。床排成一列，沒有東西隔開。靠著後牆擺放的是一抽屜又一抽屜的儀器：注射器、食鹽水、紗布、人工皮、迷你剪刀、一卷卷彈性透氣貼、用來固定管子的白色膠帶。這裡的嬰幼兒多半剛動完心臟手術，由外科醫師和麻醉師直接從手術室推到這裡，因為離手術室近，必要的話就能再推回去。

每個病患身上都有各種器材：細細的電線，連到類似手提擴音器的箱子，可以在小朋友心跳亂掉時調整心律，接管人體的電流。通常會有跟大蚯蚓一樣粗的管子，從病患身體兩側接出來，連接放在床下地板的長形大引流箱，讓多餘的血排出去。護理師會固定檢查管子有沒有在擺動跟流動，確認一切正常，沒有堵塞。偶爾會有病患排出大量血液，只要引流箱滿出來，護理師就知道病患失血過多，必須盡快推回手術室，讓外科醫生處理。

我照顧的是一個肺僵硬（肺高壓）的寶寶，因為心臟打得太猛、太久，導致有一片瓣膜無法工作，中間破了個洞。她無法自行供氧，必須接上一氧化氮才能活命。一氧化氮可不能跟我和助產士室友找樂子用的一氧化二氮搞混。一氧化氮通常用於新生兒、兒童和成人加護病房呼吸治療的高壓氧環境中，可能轉變成含細胞毒素的氮氧化物（即核試爆產生的氣體，蕈狀雲的紅色就是這樣來的）。醫院使用的另一種氣體是氦氧混合氣，通常很快用光，所以護理師可能一整天抱著空的氣瓶跑來跑去。拔除寶寶的呼吸管時，氦氧混合氣有改變寶寶聲音的副作用。其實聲音並無改變，但由於氦氧混合氣比較輕，會讓聲音傳遞更快，所以聽起來比較高。話語在較輕的空氣中傳遞速度較快。

「氦氣混合氣就是熱氣球裡的東西，」我對寶寶說，聲音蓋過她臉上的氧氣罩發出的咻咻聲。「也是我們確認海豚其實不會吹口哨的原因。科學家讓海豚分別在空氣中和氦氧混合氣中吹口哨，證實了這一點。」寶寶抬起眼睛看我，眼睛睜得好大。我笑了笑，把她抱到腿上，編了一個關於海豚的故事。但不是每天都有餘裕講故事和抱抱。

剛開始從事護理工作時，我總覺得沒有什麼比照顧生病的寶寶更教人難過。後來我遇到一個莫名其妙得到心肌症（心臟變大）的少女。我看著她的臉，還有插在她鼻孔的氧氣導管。她看著醫生高舉的X光片；片子上，她的心臟占去太多空間。她已經來日無多。「我的心太大了嗎？」她問。

生產是一種極端的過程，把人類經驗推到極致。後來生女兒的時候，我領悟到這一點。我躺在床上，兩腿掛在腳蹬上，醫護人員進進出出，跟孩子的爸爸握手。孩子他爸也是醫生，所以每個人他都認識。我的陰道被看光光（我很確定那跟貝殼一點也不像），但我無所謂了，只覺得身體好像被一輛卡車慢慢輾過去。我選擇到醫院生產，周圍都是警示器的聲音、醫生和機器。寶寶卡在我的體內，最後動用器具才把她拔出來，也引發大出血。儘管如此，這仍然算正常分娩。

即使是史佳麗那次百分之百正常的分娩，還是給人恍如隔世之感。所有的生產過程都很不可思議。然而，看寶寶出生是一回事，看著寶寶出生而爸媽都知道寶寶有嚴重缺陷，甚至活不久，又是十分不同的體驗。所謂的非正常分娩。

墨菲寶寶可能回不了家了。克萊兒．墨菲下巴抵著胸部，我聽得到她咬牙切齒的聲音。她的助產士普莉提個子嬌小，身穿深紫色刷手服和圍裙。產房裡人好多，有小兒科醫師、新生兒專家（新生兒醫生），還有另一個我不認識的助產士，在新生兒加護台（一種嬰兒保溫箱，上方有加熱器和轉盤，必要時會從一個小袋子把氧氣和空氣打給嬰兒，幫助嬰兒呼吸）旁邊徘徊。克萊兒的丈夫理查站在她身旁，撫摸她的頭髮和臉頰。他看起來好像快癱了，另一手抓著塑膠椅背，肩膀隨著每次呼吸上下起伏。站在加護台旁邊的助產士，正在跟醫生討論機器設定的問題。但即使產房裡有那麼多人，真正的主角還是克萊兒和她的助產士。

「聽我的指示。」普莉提說：「妳要完成這件事。我們一起來。我看到寶寶的頭了，頭髮好多啊。」她站在床尾抬起頭，戴著手套，接生包打開，毛巾備妥（一條用來擦黏液，一條用來幫寶寶保暖）。

克萊兒穿著T恤，下半身光溜溜，但蓋著床單，腳上穿了紫色和粉紅色條紋的襪子，是冬天會看到的那種毛毛襪。她環顧四周，頭左右動來動去，沒有痛得大叫，也沒用力推。她身旁有台機器，用波紋和嗶嗶聲記錄寶寶的心跳，警示聲一直在響。

「別擔心那個。」普莉提說：「聽我的聲音就好。下次收縮時，我要妳稍微用力推。別太大力，寶寶就快出來了。稍微用力就好。」

兩位醫師看著對方。「要請克勞黛來嗎？」

我知道克勞黛是資深產科醫生，除了會剖腹產，還會用吸盤或產鉗把寶寶拉出來。

普莉提抬起頭，語調一轉，說：「我們這裡不需要幫忙。克萊兒要靠自己的力量生下寶寶。」

接生是一種奇特的技術。雖然有助產器具這類技術層面，但更重要的是判斷。普莉提告訴我：「有經驗的助產士，對女人的一切瞭如指掌，比方她會不會把寶寶推出來，能不能不用無痛分娩，何時要回答她對無痛分娩的要求。因為我們就是知道。」這和幾年前法蘭希絲跟我說的完全不同。跟護理師一樣，助產士也有百百款。

但克萊兒看起來推得不夠用力。普莉提半站半蹲，直直看著她。「如果妳現在不用力推，我們就得求助了。我知道我們討論過這一點，那不是妳想要的。所以妳必須做妳想做的，妳辦得到的。」

克萊兒深呼吸，掉下眼淚。「我不想要結束，」她說：「我沒辦法。要是……？」她抬頭看理查，他也哭了。產房內靜悄悄，連機器警示音都靜了下來。最後，克萊兒把頭往胸前推，咬緊牙，然後尖聲大叫。

我們在十號邊房，跟史佳麗當時的產房很像。旁邊是浴室，一扇狹長高窗底下有幾張好清理的椅子，房間裡很熱。有一張每個病房都有的伸縮活動桌，木頭色桌面，桌腳的設計剛好可以卡進床下。上面放了一大罐水和幾個杯子。我站在床尾，近到只要寶寶需要急救就能馬上行動。我還是新人，沒去想情況有多嚴重，但空氣瓶感覺比想像的重很多。我的手臂都麻了。我對這家人或即將出生的寶寶所知不多，只知道寶寶有左心發育不全症候群，即左心室及主動脈太小，心臟無法把足夠的血液打到全身。

有這種問題的寶寶，表示急救時常用的氧氣對他們反而致命。胎兒體內有個小小的動脈導管幫助寶寶存活，是胎兒的水中循環器，通常會在嬰兒出生幾天後關閉，但墨菲寶寶的導管必須保持暢通。氧氣會加速管口關閉，要是寶寶哭了，就會吸進太多氧氣。照顧預備接受第一階段諾伍德手術（Norwood procedure，治療左心發育不全症候群的三階段分流手術）的寶寶，主要的工作就是確保寶寶不哭——所有希望就建立在這件簡單的小事上。

如果墨菲寶寶出生時需要有人幫助他呼吸，我的任務就是負責把空氣瓶遞上去。

克萊兒的四周圍繞著好多人。一頭深色頭髮散落在枕頭上，身上的T恤擠在肚子四周。我盯著她的紫色和粉紅色條紋毛毛襪不放。她看著丈夫理查，我看著他們之間交換的眼神。恐懼。理查臨危不亂地看著太太的臉。克萊兒用力推，大叫，然後再用力推。

「聽我的聲音。」普莉提說。

新生兒專家、另一名助產士和小兒科醫生，全部站在後面靠近儀器的地方。我盡量不要離門太遠。我在這裡是要確保沒人提供氧氣。氧氣守門員。這工作沒什麼大不了，誰都做得來。但我屏住呼吸，希望寶寶平安出生。

克萊兒的臉色變了，呼吸急促。我看著墨菲寶寶蹦出來，快得像一陣風。普莉提解開了纏在寶寶脖子上的臍帶，伸手把寶寶放在克萊兒那早就像氣球般洩了氣的肚皮上。

「是兒子。」她說。

他哭了，但只有小小一聲。嬰兒哭的第一聲很美妙，但這一次我得讓哭聲馬上停止。墨菲寶寶哭一小聲就停了，讓我鬆了一口氣。

普莉提把手往後伸，阻止醫生上前。大家都很緊張，看著寶寶屏息等待。另一名助產士把一條溫毛巾遞給普莉提。儘管如此，醫生還是慢慢靠上去。普莉提回頭看他們。「再幾秒。」她說。

理查發出啜泣聲。他放開椅子，捧住克萊兒的臉，用我從未見過的方式親吻克萊兒。「是兒子。」他輕聲說，看著寶寶。「我不覺得我有勇氣剪臍帶，妳可以嗎？」

克萊兒低頭看寶寶。「可以留著嗎？」她看看普莉提。「再一下下就好？」

普莉提的聲音鎮定而清楚。「多久都可以。」

第一階段的手術過後，由我負責照顧墨菲寶寶。這種手術名為第一階段諾伍德手術，聽起來沒什麼，其實是一項大手術，包括切斷主動脈，插入名為分流（shunt）的連接器，讓血流轉向。

寶寶還沒有名字。跟許多動過心臟手術的寶寶一樣，他的胸腔不夠大到能讓心臟鼓起來，所以醫生得把他的胸腔完全打開。他胡桃大小的心臟就在我面前激烈跳動，上面蓋著薄薄的紗布。我記得後來果蠅大舉入侵病房。敞開的心臟和果蠅。果蠅就像灰塵粒子在空中盤旋。我們把病房清空，地毯擺設等物品全數移走，但還是找不到原因，直到後來才發現果蠅是從泡咖啡的員工室飛來的。「泡咖啡都到休息室按機器就好。」管理人員說。最後終於讓我們找到果蠅的巢穴：就在咖啡機裡。有一陣子都沒人去喝咖啡。

經過多次討論，墨菲寶寶的六歲姊姊莎邦來加護病房看他。他身上接了好多機器，眼睛腫脹，心律調節導線從他身上牽出來，胸管和各種管線則連到他體內。大家都很擔心莎邦會有什麼反應，但是更擔心她沒看到弟弟的反應。

莎邦很勇敢。她伸手碰觸弟弟如羽毛般柔軟的頭髮，露出燦爛的笑容。「我弟弟看起來好像機器人（robot）。」她看著周遭那些機器設備說。

從此寶寶就有了名字：羅伯（Robert）・墨菲。

第一份加護病房的工作，我學得很快。「那就像第一次上戰場。」一名資深護理師告訴我：「其他單位人員比較充足，所以來這裡的新進護理師最後都得負責更嚴重、更複雜的案子，而且我們通常沒有流動護理師。」流動護理師是額外的護理師，幫忙填補空缺、拿儀器、檢查藥品。他們的存在通常是一種奢侈，但是在加護病房這樣的區域，應該是必要的。當時我才二十出頭，對這一行的知識和理解都還很有限，就得去照顧有嚴重心臟缺陷、必須動高風險手術的嬰兒。但讓我學到最多的不是病患。身為護理師，我的「誕生」來自一個頓悟：母親和寶寶永遠不會分開太遠，護理師和病患也一樣，無論距離多遠，兩者永遠是一體的。有時候，血液會經由臍帶回流。我並非天生就是護理師，但其他「生命的誕生」，讓我成為更好的護理師。造就護理師的，有喜悅，也有悲傷。未來誰也無法預料。

儘管大家提心吊膽，羅伯・墨菲寶寶終究還是活了下來，而且日漸茁壯。

另一個寶寶就沒那麼幸運了。超音波掃描看起來健健康康，是我們同仁的寶寶。史都華是我的同事，一個很有愛心的優秀護理師，照顧過幾千名嬰幼兒。他兒子生下來漂亮又健康，卻突然情況危急，必須住進我們單位治療，也就是史都華任職的地方。我沒有負責照顧他的寶寶。所有最有經驗、最傑出的護理師都去幫忙，忙進忙出，一整個夢幻醫師團隊都在一旁待命。他們是我合作過最棒的團隊，受到國際肯定且擁有多年的臨床經驗，見過各式各樣的病例。多數護理理論認為，反省臨床經驗可以幫助護理師為自身經驗創造意義。豐富的經驗讓護理師變得更專業，但懂得深入思考這些經驗並從中尋找意義，才能晉升為一名優秀的護理師。

我很榮幸能跟這麼優秀的護理師和醫生團隊合作。他們不僅專業，也擁有自我反省的能力。能跟他們學習、一起工作並認識他們，是我的福氣。有他們在，就能放一百二十個心。然而，護理長卡特琳娜十點多走出隔間時，臉色灰白，眼睛發紅，一臉挫敗。在病患床尾站成一排的護理師全看著她。先是可怕的停頓，接著是幾秒的沉默，最後她緩緩搖頭。即使我只是新手，有時候，我也理解一切其實並沒有意義。

4 第一階段：嬰兒*

生命的一切都無需恐懼，只需理解。——瑪麗・居里（Marie Curie）

我讀了艱澀難懂的護理理論，到病房實際照顧病患時，也努力思索護理的本質。然而一旦置身現場，所有哲學家和理論家的話甚至顯得更無意義。我讀過南丁格爾主張環境對病患康復至關緊要的理論，她認為：「護理工作很大一部分是在維持清潔。」我謹記在心，儘管當護理工作除了清理體液、別無其他時，實在很難讓人感到安慰。擦洗牆上的血跡，把寶寶背上和頸上硬如石頭的便便洗掉，用加了Milton消毒錠的肥皂水刷洗儀器設備，味道刺激到連眼睛都噴淚——這就是我的工作。

有時候，護理工作就只是文書工作。寫一份又一份的照護計畫、報告、記錄，簽署數不清的病歷，確認用藥、病患、時間都正確無誤。也有時候，一整天都在檢查存貨量、過期日、儀器是否架設正確、文具櫃有沒有足夠的文具。即使是多采多姿的一天，一下去開刀房接病童，一下到病房處理緊急狀況，還要安慰家屬，通知或解釋噩耗，護理理論跟我實際做的事情還是關係不大。

護理學家希爾德嘉・佩普羅（Hildegard Peplau）率先在一九六〇年代提出「人際理論」，把護理視為一種治療技術：護理師和病患一同合作，雙方在過程中變得成熟，知識也更豐富。然而，我不覺得自己成熟。多數時候我只覺得喘不過氣，有時候甚至覺得超出自己的負荷。其他時候，我則是心生厭惡，偶爾也會無聊跟厭倦。是護理師也從事研究的維吉妮亞・韓德森（Virginia Henderson），被視為二十世紀最有影響力的護理師。我讀過她的「需求理論」（Need Theory），努力想理解她對護理的著名定義：

> 護理的獨特功能，就是幫助健康或生病的人從事有益健康或恢復健康（或安詳死去）的活動；等到他們擁有必須的體力、意志或知識時，就能獨力完成。

＊譯註：語出莎劇《皆大歡喜》，劇中把人生分成七個階段，第一階段即嬰兒階段。

換句話說，護理工作就是在病人缺乏意志去做平常做的事情時，幫助他們完成那些事，直到意志恢復為止。

我幫身體不適的鄰居買東西，幫剛生完小孩的朋友煮飯，幫奶奶跑郵局，幫老爸去賭馬，卻都不覺得那像護理工作。後來，我讀到另一名護理學家桃樂希亞・奥瑞姆（Dorothea Orem）一九五九到二〇〇一年間發展的宏大理論。她認為人應該自立自強，負起照顧自己的責任。所以護理到底是什麼？我的腦袋裡有各種互相矛盾的理論。

我還念了兒童發展、健康與疾病的教科書，學了很多關於依附的學說，讀了心理學家及精神病學家約翰・鮑比（John Bowlby）的兒童發展研究，同時也對哈里・哈洛（Harry Harlow）依附研究的倫理問題深深著迷。哈洛在一項研究中，把猴子寶寶獨自留在黑暗中長達一年，這些猴子很快變得躁動不安，後來這就被看作是人類憂鬱症的模型。哈洛把拘禁猴子的地方稱為「絕望之井」。後來他也經歷了自己的絕望之井，晚年甚至因為嚴重憂鬱症而接受電擊治療。

我的書架上都是厚重的學術書，多半是二手貨，因此新宿舍瀰漫著古老圖書館的味道。我努力鑽研《小兒科教科書》、《王氏兒科護理》、《兒童皮膚科彩色字典》（心臟不夠強者慎入，有天我媽隨手翻來看，結果整夜都沒闔眼）。

英國護理師安・凱西（Ann Casey）在研究兒童腫瘤學時，提出「凱西護理模式」。她的理論在兒童病房很受歡迎，每篇文章都提到以家庭為中心的照護方式，即照顧病童的最佳人選是父母、家人或照護者自己，護理師只是從旁協助。她在最近一次訪談中提到，好護理師的特質是生性慈悲。但我們離一開始對「慈悲」的想像已經很遠了。

過去，照顧病童包括阻止家屬探病，因為那會讓病童的心情起伏太大。小孩被綁在床上，孤伶伶、病懨懨。現今反而鼓勵家屬到醫院全天候陪伴病童。病童床邊還有行軍床，我們會幫家屬把床拉出來。醫院甚至提供為長期病童家屬設計的特別住處，通常由善款資助，是護理師和醫生放假去參加百里健行、登山、大型自行車賽募集而來的。如果這些住處滿了，我們就會送病童父母到附近跟醫院合作的折扣旅館過夜。可惜這裡是倫敦市中心，當地的性工作者顯然也拿到飯店折扣。「一直有可疑的男人來敲門，說要找派西。」有個家長回報：「我可不想告訴妳隔壁傳來什麼聲音。」

教導我如何當護理師的，當然不是書本或理論。我閉上眼睛，努力回想我在學校所學的一切——不管是從書本、圖書館或課堂。然而，浮上腦海的卻是小時候肺炎住院，還對抗生素產生過敏性反應的回憶。回憶已經模糊，我只記得（當年我六歲，對其他事已經有清楚的記憶）有個護士餵我吃柳橙優格，一小匙接一小匙地餵，很慢很慢。我不記得把我治好的醫生，卻記得柳橙優格的味道。

倫敦護理系學生的姓氏都很長（譯註：西方姓氏有些姓氏是用連字號將兩姓氏相連），還有一頭飄逸長髮。我們這個年級只有一個男生，也是唯一的非白人學生。歷史上一直不乏男護士。在西元三世紀的亞歷山卓港，男護士被稱為parabalani，意指「冒生命危險去當護士的人」，因為他們要跟傳染病患者共處（女護士就沒有這種稱呼）。歐洲爆發瘟疫期間，男護士是主要的照護者。在美洲，男性護理學校直到一九〇〇年代初都很普遍，但是到了一九三〇年，男性卻只占所有護士的百分之一。雖然增加並提升女性在醫療體系中發展機會的運動所在多有，卻沒有鼓勵男性從事護理工作的類似運動。

在某些親法的非洲國家，男護理師比女護理師還多，例如查德、喀麥隆、幾內亞、塞內加爾和盧安達。而像西班牙、義大利和葡萄牙這些歐洲國家，有兩成護理師是男性。二〇一六年，英國只有百分之十一．四的護理師是男性。很多文章探討了這種現象的可能原因，以及同情共感和付出關愛並非女性獨有的特質。與其說這是對男性的排斥和歧視，應該說護理工作被視為最低下（女性）的職業；照顧病人這種工作不被看重，也就沒必要把它放進破除性別界線的行列。這個行列很歡迎女醫師加入，但我們護理師卻沒張開雙臂迎接男護理師。不是不歡迎他們，而是根植於更底層、更教人憂心的原因。根據我的經驗，從事護理工作的男性很快就會晉升管理職。研究也指出，女護理師人數雖然遠比男護理師多，薪水卻比男護理師低。

實習護理師伊斯馬跟太太及三個小孩住在一起，也常提起他們。我想他會成為一名很優秀的兒科護理師。我們班上其他同學，都是二十幾歲、家境優渥、高學歷的中產階級女性。這跟貝德福的狀況差很多（即使跟倫敦距離不遠），我在那裡的同學來自各年齡層和種族，而且幾乎是工人家庭的小孩。那是我第一次發現，光是倫敦一小區域內，護理文化就很不同，甚至在不同醫院就能感受到。

每家醫院都是一個獨特又獨立的小國度，各有各的基礎結構和行事作風。在我現在服務的醫院，護理師有點傲慢，普遍比較老派，頤指氣使是家常便飯。但我抱著遠大的目標來到了這裡。這家醫院是頂尖兒科的國際大本營。想要學習如何照護兒童，來這裡就對了。一九一八年，瑪麗（Mary）公主在大奧蒙德街（Great Ormond Street）兒童醫院受訓。一九三六年，衣索比亞皇帝海爾・塞拉西（Haile Selassie）的女兒莎海（Tsahai）公主也在倫敦完成護理訓練。她跟其他實習護理師一同上一週五十六小時的班，賺取二十鎊的年薪。她學會如何照顧病患，卻還來不及發揮所學，就在二十二歲因流產不幸喪命。

我想像著莎海公主（一般都形容她高貴又優雅），抬頭挺胸，發誓不只要充分利用第二階段的實習機會，也要好好把握住在倫敦中心享受到的各種優勢：文化、高級餐廳、劇場、歌劇院、芭蕾和藝術。但實際上，高貴優雅離我很遠。相反地，我們這些第二年的實習護理師，只會到地下酒吧喝電光藍雞尾酒和火焰杉布卡茴香酒，閒聊愛情八卦。我們喝酒喝得很凶。有次我爸來看我，請鄰居一起幫我把其他東西搬來，結果我坐在借來的貨車副駕駛座，吐了他整雙鞋子都是。「該死的學生！」他罵道，丟下我的護理師披肩、護理師帽和皮帶扣。我辯稱是因為吃壞肚子，他也不理我。

我第一個分發到的兒科單位是海格尼路的醫院，我們稱那條路叫「謀殺路」（在文青酒吧和社區再造出現之前）。位於東倫敦的這家醫院是地方醫院，雖然隸屬於我受訓期間最常待的第三級專業照護兒童醫院，卻彷彿兩個世界。我把制服燙得平整，皮帶扣擦得晶亮，懷錶錶鍊別在衣領上，口袋內各種筆應有盡有，鞋子又新又亮，穿起來吱吱作響。我準備好了。

上任才兩週，我就長了疥瘡、疱疹和蝨子。有個小孩咬了我，我不得不去打肝炎加強疫苗。還有一個寶寶換尿布時拉稀噴了我一臉，讓我的「眼睛泡湯」。我期待的是頂尖的小兒科訓練，卻發現自己多半時間都在照顧各類生病的小孩，包括便祕、飲食不當需要灌腸、缺乏維他命D得到佝僂症、用奶瓶喝了兩年可樂不得不把牙齒拔光、嚴重營養不良（所謂的「生長遲緩」）、正在吃減肥餐，還有沒打三合一疫苗而感染麻疹並產生嚴重的併發症。我發現FLK是funny-looking kid（模樣奇怪的小孩）的縮寫。那感覺很像住在狄更斯的小說裡。狄更斯確實幫助一家倫敦兒童醫院免於破產。他在一場晚宴上致詞並朗誦了《聖誕頌歌》（*A Christmas Carol*），替大奧蒙德街醫院募款。

「抱歉，」我在交接時說：「什麼意思？這個診斷我不是很懂。」我們擠在員工室裡，急忙在紙頭上記下資料。牆上貼著很多過期的資訊。這房間裡的一切都很老舊：椅子下陷裂開，另一間茶水間角落的植物早就枯死。角落垃圾桶裡的零食包裝和空塑膠咖啡杯多到滿出來。空氣中瀰漫著腳臭味和牛肉味。

護理長瞇眼看我。她是個嚴厲、瘦巴巴的愛爾蘭女人，傳聞她會在半夜巡視醫院，用手掌去碰電視機。要是電視機是熱的，就有護理師要倒大楣了。我親眼見識過一次，那畫面幾近神聖。她把手往前伸，展開指尖，手按住螢幕，人跪在電視前，像在祈禱。

「抱歉，」我又說：「是糖尿病嗎？」我回想以前讀過的書，不記得哪裡提過減肥治療，腦中搜尋著兒童疾病的資料：腺熱、熱痙攣、糖尿病、細支氣管炎、盲腸炎、腸套疊、鐮刀型貧血症、腎病症候群、哮吼、血友病、囊狀纖維化。

我抓抓頭。蝨子又回來了，即使我一直用茶樹精油洗頭，頭髮變得又乾又粗。我全身都好癢，右上臂還有金錢癬，一圈圈白色突起就像迷你麥田圈。

「減肥餐，」她說，把眼鏡往下壓到最低，從鏡片上方盯著我。「是給肥胖兒童設計的飲食。」

我記得讀過一種叫普瑞德威利症候群（Prader-Willi syndrome，編按：又稱小胖威利症）的病，正要再次開口問她，她就用瘦如白骨的手揮一揮，要我閉嘴。我趕緊閉上嘴。

「這裡目前還沒說到醫學，都是社會層面的問題。」她說：「這些孩子都很胖，胖到危險的程度，胖得很誇張，所以才會有減肥餐。不然就是因為各種不當飲食而導致便祕。要不就是有情緒問題、心理健康問題，或是長期尿床。焦慮、厭食、強迫症、過動症、憂鬱症，妳說的出來的都有。」她把眼鏡推回鼻梁，嘟起兩片薄薄的嘴唇。「我們也在兒童病房看到各種虐童案。不只這裡，所有的醫院、不同的地方都有。『親愛的，妳已經不在堪薩斯了。』（譯註：《綠野仙蹤》的經典台詞，引伸為離開舒適圈）」她說。

我在這個單位期間照顧過不少只是因肥胖而入院的小孩。世界衛生組織估計，二〇一五年全球五歲以下的過重兒童估計超過四千兩百萬。英國約有一成兒童肥胖，而且數字還在增加。

第一天實習，我都在留意偷渡進來的肯德基或藏起來的漢堡包裝紙，還有一個名叫傑洛米的十三歲男生到處亂丟東西。他除了有行為問題，還有鐮刀型紅血球疾病，正在注射嗎啡減輕疼痛。另外，我還要照顧一個患有氣喘的胖寶寶；他穿著螢光綠網眼背心，笑咪咪的嘴上總是掛著一條鼻涕。「我們叫他們『笑喘哥』。」護理長說：「去幫他把鼻涕擦乾淨吧。」

兒科護理師講話必須輕聲細語，還要能跟害怕和痛苦的小孩溝通。他們讓我們想起南丁格爾的覺察：病痛的折磨，甚至是痛苦的感覺，可以靠慈悲減輕。她發現給病人一扇可眺望的窗或一束花，就可以大大影響他們對疾病的感受。醫院的病童需要玩耍。玩就是童年的工作（也是治療），所以遊戲治療師很重要。我學習照顧小孩的同時，我媽正要成為治療型社工。她拿她遊戲室的照片，還有沙坑跟小朋友的作品給我看，說她能看穿小孩的畫作，就像靈媒能看茶葉渣替人占卜，甚至光看小孩玩完沙坑留下的混亂，就能預言他們的未來。

然而在醫院裡，有時連一扇窗或一束花，甚至遊戲的機會都很渺茫。四歲大的男生羅恩罹患嚴重複合型免疫缺乏症。這是一種可能致命的罕見遺傳疾病，因為免疫系統對感染欠缺反應或毫無反應，導致病患無法對抗感染、病毒和細菌。我們稱這些小朋友為「SCID小孩」，但這種病也叫作「泡泡男孩症候群」，得名於大衛．維特（David Vetter）。維特一直住在無菌塑膠泡泡裡，直到十二歲過世。四歲時，他發現可以用不小心留在泡泡裡的注射器在泡泡上戳洞。後來美國太空總署（NASA）為他設計了一套特殊服裝，讓他可以離開屋子，但他總共只穿過七次，發育之後沒再穿過新做的。

多虧有無菌室，加上科技的進展，羅恩不用住在泡泡裡，而是空氣密閉的房間。但這個房間、極少數的訪客和少數幾件玩具，仍是他全部的生活。他的生活非常寂寞，只能隔著玻璃窗看外面的世界，偶爾跟經過的護理師揮揮手，但動作並不熱情，只是慢慢、僵硬地揮著手臂。因為發育遲緩，他在同年齡小孩中體型算小。羅恩的父母早就分開了，這在殘疾兒童的家庭很普遍，兩人會輪流來看孩子。他母親多半在病房外待很久，聽取護理師報告羅恩的最新狀況。他父親則會直接大步穿過氣密門（介於羅恩的房間和外面世界的中間區域，可將空氣過濾），洗完手就衝進房間把羅恩抱起來，微微往上拋。每次他父親來，我都會盡量待在附近，心裡知道我那天的亮點是看見羅恩父親把他舉起來時，他臉上的表情。他會暫時活過來——就像用遺留的注射器去戳周圍的泡泡。

習慣成自然這件事，既神奇又令人悲傷。羅恩很常驗血，次數多到他已經不會哭了，無論何時，他都會乖乖地伸手讓醫生抽血。護理師多半很忙，為了幫他換尿布（因為他常水瀉），要走過很長的洗手程序，換完之後往往沒空陪他玩。他乾澀的眼睛是世界上最悲傷的東西。然而，即使病情嚴重，羅恩仍要上醫院的學校。醫院有一所功能完整的學校，病童會推著點滴或坐著輪椅跟老師一起進教室。老師當然都受過特殊訓練。如果病童病到無法下床或正在做血液透析，身體被儀器困住或纏住，有如被管線綁住的人質，老師就會去他們床邊坐一會兒，出些功課給他們。「教育和健康是同一件事，是基本人權。醫院的病童應該享有比基本人權更多的事物。」醫院的一名老師告訴我。

羅恩的媽媽在跟老師爭論細菌感染的問題。她認為，羅恩即將接受骨髓移植，在這個節骨眼，每天讓不同人還有護理師進出他的病房，對他並不好。每次有人進去，無論對方把手洗得多乾淨，都會有風險。「這個風險太大了。」她說：「反正他已經錯過很多事情，再錯過幾個禮拜又怎麼樣呢。他畢竟才四歲，上不上小班根本無所謂。」

我瞭解她的立場。羅恩的母親就像一頭母獅，無論如何都要保護自己的小孩，這就是她的工作。但我很難不想到太空總署為大衛．維特設計的那件衣服，原本是要讓他獲得自由，久而久之卻被丟在一旁。羅恩若是住在泡泡裡，或許會有更高的存活機率，因為跟人的接觸減到最少，但代價是什麼？不過，後來我聽說羅恩的骨髓移植手術很成功，也順利回到家。我喜歡想像他在公園裡，騎著腳踏車，陽光照在臉上，微風拂過臉頰。

「我的腦袋裡有一隻蜘蛛。」提雅今年五歲，說話時，嘴巴咬著兔子玩偶的耳朵。她的姑姑凱洛琳坐在她旁邊。她父母跟醫生談完之後就走出病房，兩人都淚眼汪汪。

「提雅，妳知道，那不是真正的蜘蛛。」凱洛琳半笑著對我說，但笑容旋即消失。

我在提雅面前跪下來。「妳腦袋裡的腫塊看起來確實像蜘蛛。」我說：「我懂妳的意思。」

提雅被診斷得了惡性星狀細胞瘤，一種長在棘手位置的腦瘤。她準備要開刀，之後還要接受化療和放射線治療。「她每天早上都吐。」凱洛琳告訴我：「噴射性嘔吐。還說眼睛看不到，所以我們才發現她視力模糊。是家庭醫師幫我們轉診的，然後我們就突然來到這裡。」

「一定是蜘蛛，」提雅說：「兔兔也這麼覺得。」她把咬爛的兔耳朵從嘴裡拿出來，一雙水汪汪的大眼睛直直看著我，悄聲說：「他們想把牠拿出來。」

我擠出笑容，盡量不讓聲音哽咽，但凱洛琳用手遮住嘴巴，發出可怕的聲音。

我終於成為合格的兒科護理師。這一年我二十歲，還戴著實習第一天戴的閃亮懷錶，但鞋子不再吱嘎作響，免疫系統也因為接觸太多傳染病，強大到能抵擋各種細菌、病毒和真菌。我很幸運，擁有比羅恩更強大的免疫系統保護著我，身體相當健康。儘管如此，我還是會害怕。南瓜病房是我當上合格護理師之後爭取到的第一個單位，是個高風險單位。這裡的嬰兒和小孩動的都是脊椎手術、神經外科手術或顱顏手術。

放迪士尼電影給提雅看、給凱洛琳一個擁抱之後，我去查看另一位病患：約瑟夫。

「他出生的時候，我們一張賀卡都沒收到，同事、甚至家人都沒有。妳能想像那是什麼感覺？」約瑟夫的母親黛博拉瘦巴巴，指甲都咬爛了，一頭亂髮盤在頭頂上，手裡拿著一杯咖啡。我很好奇她上次照顧自己是什麼時候。約瑟夫有軸前面骨發育不全症候群，是一種罕見的遺傳疾病，幾乎沒有下顎。目前正在做顎骨重建，這次是第五次手術。他今年才九歲。

「耳鼻喉科有過來，但不想再幫他氣切了。」她說，開口閉口都是不屬於一個孩子母親該熟悉的醫學術語和語言。儘管是醫學門外漢，卻太常跟醫生為伍。她常把詞語搞混或說錯，就像沒上過初級語言課就直接跳讀進階班。

「我不知道他做過氣切。他是妳的第一胎嗎？」我問。

「第一胎，也是最後一胎。」她說：「約瑟夫需要我全心照顧。我已經把正職轉成兼差，但還是很忙。妳知道那種忙。」

我不知道，還不知道。這是我成為合格護理師的第二天，總覺得自己什麼都不懂，但我什麼都沒說，不想害她更緊張。我還有好多東西要學。除了軸前面骨發育不全症候群，這家醫院還有好多種遺傳疾病和奇特的症候群。我有個實習護理師朋友說，我們這裡只會看到「奇怪又奇妙」的病。

我服務的醫院是一家三級醫學中心，提供專科照護，以及地方醫院缺乏的少數治療。也就是說，病患來自全國各地（一半來自倫敦）和全世界。要認識所有的疾病幾乎是不可能的事情，但我熬夜研究遺傳疾病在倫敦近親家庭（指近親婚配）的發生率，牢記各種症候群的名稱和症狀，像是額縫早閉症、亞伯氏症、斜頭症、菲佛氏症、纖維發育不全、多指畸形綜合症。

我有一本顱顏病症的照片集。我發現費里曼－謝爾登綜合症從前稱作「口哨臉症候群」，因為嬰兒生下來嘴巴發育不全，嘴唇嘟起，看起來就像在吹口哨。我把照片拿給一位醫生朋友看。他說：「在我長大的埃及村子裡，我們會讓這些小孩自生自滅。」

我發現我周圍的朋友漸漸變成不是醫生、護理師，就是助產士，非護理界的朋友愈來愈少。一個上班族朋友老是抱怨日子難過，另一個朋友抱怨他的寶寶愛哭到讓他懷疑是不是哪裡出了問題。「真正生病的寶寶不會哭。」我說，愈來愈難同情普通人的煩惱。從小跟我一起長大的朋友問我護理的事，我說：「很難解釋。」他們則說：「妳變了。」

「克里斯蒂，妳可以到重症病房來檢查一下床位嗎？」護理師安娜探頭進來問。她穿著舊式的深藍色護士服，袖子兩邊的褶痕漿得直挺挺。

「待會見。」我對黛博拉說，然後轉向約瑟夫：「你也是，小不點。」我意識到自己的視線一直往他臉上飄。那張臉是那麼奇特，尖尖的，有稜有角，五官擠在一起，要不盯著看很難。我不敢想像對他和他母親來說，不斷被提醒他跟別人有多不同是什麼感覺。他對我燦爛一笑，整張臉瞬間變得美麗。

我跟著安娜步上走廊。我要跟著安娜照顧術後的約瑟夫。剛成為合格護理師又剛上任，表示這幾天、甚至幾個月內，我都要跟在資深護理師後面跑，一方面熟悉工作，一方面讓資深護理師確認可以放心把病患交給新人。

「我們得準備緊急氣切，但是床旁邊有口咽人工氣道。」

我看看床邊的三根管子，為了吻合約瑟夫的臉而做得特別小。

「如果他停止呼吸，不要太用力按壓面罩，不然他的臉會垮掉，要先插入口咽氣道。」

我點點頭，不由得張大雙眼，喉嚨一陣酸灼。我猛吞口水，提醒自己慢慢呼吸。她說「他的臉會垮掉」時，語調如常，沒停頓、沒深呼吸，也沒按住我的肩膀。只是交代事實。

安娜笑了笑。「妳不會有事的，」她說：「我就在旁邊。」她在小兒神經外科服務多年，是位老派護理師，一絲不苟，端莊穩重，身穿熨燙整齊的護士服，戴著懷錶，邊說話邊看錶。安娜目前正在攻讀複雜神經外科疾病的博士學位，辦公室堆滿她鼓勵其他護理師有空多看的論文（不要只是翻閱桌下那堆雜誌）。今天她原本放假，但有個輪班實習護理師去參加家族友人的喪禮。「我不確定能不能請喪假，因為不是直系親屬。」她說。安娜回她，護理師如果不能互相體諒，什麼都免談了。「沒關係，妳儘管去，班我替妳上。」

我像隻迷路的小狗，跟著安娜走來走去，努力記住一切。她什麼事都做，從清馬桶（而不是等清潔工來，「免得病童的爸媽要用」），到跟神經外科醫師爭論治療計畫。只見她拿起掃描圖，指著我完全看不懂的奇怪扭曲圖案，解釋光從不樂觀的掃描來看，枕骨大孔減壓手術並不保險（但病童要是有進一步的呼吸問題，就避不掉了）。後來她跟我說：「我們治療的是病患整個人，還有病患的家人，不能只看掃描結果。不能為了製造收入就動不必要的手術。」她嘆了口氣。「總之，目前還沒那麼慘。我們還有國民保健署。」

初級醫生都想跟安娜合作，聽她怎麼處理事情（就像我現在一樣），她的豐富知識在走廊裡迴盪。但安娜對護理師更感興趣。這裡的流動率很低，護理師一待就是很多年，有些更待了一輩子。

「檢查床位，然後再重新檢查一遍。我會在旁邊，但我希望看到妳獨當一面。」她邊說邊走到我前面，頭也不回，知道我會跟上去。

我努力跟上安娜，和她步伐一致，模仿她直挺挺的姿勢。她走路時，頭左右擺動，掃視每個房間，評估房間是否乾淨、安全；感官接收到的種種細節，幫助她確認病房都井然有序：藥品冷藏櫃的低轟聲、鞋子踩在光滑地板上的吱嘎聲、病童和他們父母在兩側病房的寂靜。

廚房對面有間浴室，是給病童用的，還有一台幫助無法站立的病童進出浴缸的升降機。不過通常我們都直接用抱的——日後讓我遺憾的一種作法。轉角是護理站，用桌子隔起來的四方空間，後頭放了一面X光影像板、一台病歷推車，以及放著厚重參考書和塑膠檔案夾的架子。桌上有一台電腦和兩支電話。此外，有一個小小的方形白色鈴，當家屬拉叫人鈴就會閃橘色，拉緊急鈴會閃紅色。還有一個我們值晚班時擺放點心的地方：家屬留給我們的糖果、餅乾、洋芋片，還有一盤雞肉料理，來自捷克的中介護理師說是照她奶奶的食譜做的。

護理站對面是重症病房，一長排的單人病房，都附了廁所和摺疊床，可讓一名家長在醫院陪病童過夜。護理站的另一邊是擺滿儀器的治療室，醫生在這裡把點滴注入（靜脈導管）病童體內，護理師也會在這裡幫病童拿掉頭上的繃帶，拆掉他們頭上的釘針或縫線，同時間，遊戲治療師馬琳會跪在他們面前吹泡泡。隔壁是員工室和醫生辦公室，跨科小組會議都在這裡召開，決定治療方式，討論發病率和死亡率。有同事生小孩或離職前往別的單位或醫院時，大家也會在這裡喝茶吃蛋糕。

隔壁的藥品室是一個狹長的房間。每個與眼睛同高的櫥櫃都是一疊疊各式各樣的藥品，每天由一名拿著寫字板和檢查單到病房巡視的藥師檢查。櫥櫃的盡頭堆著一大疊透明塑膠盤，旁邊是我們用來抽取靜脈注射藥物或脊髓腔內藥物（直接注入脊髓液裡，藥物就不須通過血腦屏障）的水槽。

我們在護理站對面的四床重症區停下來。每位護理師負責照顧兩名病童，而這裡雖然不是加護病房，但偶爾會有麻醉師帶病童回來這裡——即使他們還得接上呼吸器。理由是神經外科醫護人員擁有專業知識，所以這些病童待在這裡，比待在一般的加護病房更安全。我是新人，卻已經領教到這地方對剛拿到執照的護理師有多可怕。看著白板上的病患名單，我強作鎮定，想著這些孩子（從剛出生到十八歲都有）是因為什麼病，才必須來到這裡接受神經外科手術：頑固型癲癇、水腦症、腦瘤、脊髓損傷、動脈瘤、中風、神經纖維瘤、脊髓牽扯症候群——要想不焦慮實在很難。

因為重複清洗、塗抹消毒酒精、用酒精棉片和消毒水清理床位，我的手變得又乾又薄，痠疼無比。在南瓜病房，由於手術本身的性質，病童最容易感染的是腦膜炎。我接過腰椎穿刺的任務，目的是要確認病童是否受到感染。過程中，病童必須把身體縮得像一個逗號，身體完全不能動，讓醫生把一根長針直接插進脊椎腔收集腦脊液，以測量感染指數及壓力。醫生需要高度專業的技術，護理師的工作就沒那麼明確。讓嬰幼兒或小孩保持不動，彎著身體忍住痛苦，是一件很微妙的工作，隨便一動都可能造成不堪設想的後果。能否順利完成，則要看你對該名病童有多瞭解。

阿梅德今年兩歲，喜歡唐老鴨，所以模仿唐老鴨的聲音，加上有技巧地說故事給他聽（要在剛剛好的時刻說到精彩的部分，抓住他的注意力，讓他忘掉背後在做什麼事），就非常有用。再來是沙理尼，七歲，嚴重殘疾，會突然沒來由地抽搐。跟他的家人相處幾天後，他母親告訴我，每次沙理尼聽到王子的〈小紅跑車〉這首歌的前奏，就會定住不動。我特別去找了一台CD播放器，停在正確的地方，確認音量剛剛好，一旁的醫師洗過手，我的拇指停在播放鍵上方。

安娜從頭到尾都很鎮定。病童開刀前的時刻（有種暴風雨前的寧靜），我把所有器具再洗過一遍，先用肥皂水，再用酒精棉片；檢查氧氣、抽吸器、顯示器，確認袋瓣罩甦醒球和口咽人工氣道都在手邊，並默默祈禱約瑟夫術後不會停止呼吸。

「去喝杯茶吃個吐司。」安娜說：「妳不會有事的。有我在。」

我走進小廚房。每天早上，我們都會把水壺放在爐子上一直煮，而不是浪費寶貴的時間等水煮好。這裡還有洗碗機、一大罐雀巢咖啡，有時冰箱還有沒過期的牛奶。本來有一台烤麵包機，但聽說已經被拿走了，因為每次吐司烤焦都會觸動煙霧警報器，害消防隊疲於奔命。

我正在煮咖啡時，清潔工玻拉走進來。她是個開朗活潑、永遠笑容滿面的女人。「克里斯蒂，妳第二天上工，當合格護理師的感覺如何啊？」

「好可怕。」我微笑。

「啊哈，我拿些蝦米給妳吃。」她打開櫥櫃，從裡頭拿出破破爛爛的咖啡色手提袋，遞給我一個鋁箔包裝，裡頭的東西看起來像辣椒，其實是魚乾。

我哈哈笑，吃了一個，咳了幾聲。「謝了。」

我走出去，玻拉開始打掃。她說她不相信洗碗機，接著就轉頭對著水槽唱起聖歌。我好想整天跟她躲在廚房裡吃辣味點心，聽她的歌聲。

約瑟夫裹著繃帶回到病房。他母親站在病床旁邊，我在一旁記下他的體溫、血壓，看著安娜幫他打止痛針。他情況穩定，旁邊的管子都沒用上，幾個小時後，他就坐起來用吸管喝了一些水。「我的小鬥士。」他母親說。

我跟著安娜走去主病房區，來到八號床。她要我在一個動完脊椎手術、需要磷酸可待因止痛的十五歲男孩身上，嘗試我第一次的肌肉注射。我模仿她在約瑟夫身上做過的動作：在男孩的大腿外側找到注射部位，再把針插進肌肉，稍微回拉，確保針筒沒有回血，那表示我打到了靜脈。確認沒問題之後，我把藥注射進去。我緊張到雙手都在抖。在學校，我們練習過各種注射技巧，但都是用假人和柳丁練習，有時甚至會互相練習插鼻胃管。「如果妳受不了想像它插在妳身上，想想那對妳們要照顧的可憐病童會有多可怕。」

更可怕的是幫真人（不管大人或小孩）注射。安娜從頭到尾都在我後面。我回頭看她，每個階段她都對我點點頭。最後我開始把針抽出來，手臂狂抖。針啪一聲斷掉，一半連在我手中的針筒，一半在男孩的大腿肌肉裡。

「我的天啊，」我說：「我的天啊！」

我感覺到安娜把手放在我的後腰上。「冷靜，沒事。」她立刻穿上圍裙戴上手套，把針抽出來丟進尖銳物品垃圾桶，好像那只是掉在男孩毛衣上的一片絨毛或一根頭髮。他笑了。安娜也笑了。我哭了。

我們走進茶水間時，我還哭個不停。安娜搭住我的肩。

「妳不得不犯錯。」她說：「妳太要求完美了，但第一份工作不可能完美，或者永遠都不可能。」她笑了一聲。「我一直都在犯錯。我認識一位護理師還把病童的腦室外引流管切斷。想想那個狀況！腦脊液漏出來。慘兮兮。但後來我們修補好了。還有其他妳預料不到的事。菲利普上禮拜咬斷他的希克曼導管，差點在床上流血過多而死。要不是我進去做記錄，誰知道會發生什麼事。」她按按我的手臂。「但幸好沒事。」

十六世紀的法國文藝復興哲學家蒙田（Michel de Montaigne）對作為人意味著什麼深感著迷。他說醫生擁有「太陽照亮其成功，土壤遮蓋其失敗」的優勢。我已經知道，護理師一旦出錯，受到的對待跟醫生差很多。有一次，有位病童因故接受了脊髓腔內注射，藥物直接注入椎管或蛛網膜下腔，而非靜脈，造成嚴重的後果。當時有位同事就說：「我們不像醫生會互挺。」問題其實很簡單。藥沒弄錯，病患沒弄錯，劑量也沒弄錯，錯的是注射方式。「我敢打賭被開除的是拿藥給醫生的護理師，而不是注射的醫生。」但我也可以確定，安娜對待護理師和醫生一視同仁，不會替他們掩蓋錯誤，而是承認我們都是人，都還在學習，有時也會感到抱歉。我的免疫系統或許變強了，但感情的免疫系統卻脆弱得不可思議。

「這是我第一次打針。」我說：「我一定會變成一個糟糕的護理師。」

「胡說，」安娜回答：「我帶的護理師都很優秀。」

晚班的護理師通常比較少，因為工作較少，但神經外科病房要固定做靜脈注射，也常常要喚醒病患，利用格拉斯哥昏迷指數做神經外科檢查，查看患者的反應和意識程度。如果病童對聲音沒反應，護理師就必須捏捏脖子和肩膀之間的斜方肌，看病童是否反應正常，同時確保醫生不會用他們學過、當時也被接受的疼痛刺激方法來測試病童，例如用指關節按病童的胸骨、用筆壓病童的指甲，或是扭他們的耳朵。

「小朋友或許會感到疼痛卻沒辦法反應。」安娜說：「所以，如果妳看到醫生用這種古老野蠻的方法折磨病童，就要阻止他們。」她說格拉斯哥昏迷指數雖然重要，但她的護理師也必須看出其他表上沒列出的神經症狀和徵候，比方病童一直打嗝、聲調改變、身體僵硬或軟綿綿、囟門緊繃或鼓起、眼神困倦、家長或照顧者通報不對勁。「永遠要相信媽媽的話。」她說：「媽媽比我們都瞭解她的孩子，勝過世上任何一個醫生。媽媽如果說她女兒或兒子怪怪的，妳就要相信她。另一件要注意的事，當然就是打哈欠。」

我發現我用手摀住嘴，笨拙地想壓下哈欠，卻徒勞無功。病房裡忙得不可開交，但我幾乎幫不上忙，整個人緊張又疲憊，因為不習慣晚上工作，眼睛幾乎快闔上了。

「妳現在可以去小睡一下，但待會有急診要進來。是分流管阻塞的問題，我要妳做十五分鐘的神經觀測記錄。」

這個病房無論如何都會收分流管阻塞的病人，就算沒位置也會挪出空位。這種狀況被歸為神經外科急診。腦室腹腔分流管用來治療腦水腫，有時也稱作「腦積水」，送來的寶寶，頭部變得巨大畸形，眼睛朝下凸，因為顱內壓太高。新人也要進開刀房，只是我必須在分流手術中間離開。那是個艱巨的手術，既棘手又混亂。我知道程序，在顱骨上鑽孔的部分沒我想像的那麼糟，曾有同事警告我那像吐司烤焦的味道。但我從沒想過親眼看見導管被推進去穿過腦袋，另一端從耳後穿進胸腔連到腹內，幫助病童的身體重新吸收多餘的液體，會是什麼感覺。我從沒想過醫生要把導管穿過身體的一部分，要費多少力氣。那位「分流管阻塞」的病童，五個月中有四個月因為分流管的問題進醫院。這種手術的失敗率很高，但又不可或缺；不動手術，病童就會沒命。病人終於送進手術室時，已經凌晨三點。神經外科醫師和手術團隊臨時被叫回醫院，因為等到早上就太遲了。

同時間，我去查看提雅的狀況。她摟著紫色小兔睡得很熟。我沒叫醒她。雖然長了腦瘤，但她不需要那麼常量血壓和體溫。有腦瘤的病童，有些地方特別嚇人。也許是他們表面看起來好好的，治療之後卻會變得很虛弱。或許那是提醒我們生命無常，無法控制自然的變化教人害怕。沒有父母應該面對提雅的父母所面臨的痛苦。

我坐在護理站旁邊。安娜走過去時看見我，說：「去睡一下。到醫生辦公室躺一下。」

「不用了。」我說：「我沒事。對不起，只是我整晚還沒坐下來過。」

「大家有空都會去睡。妳現在去比較好……」她邊說邊走遠，有一堆人等著找她，問她問題或請教她關於藥量、住院或人事的建議。

我輸入記在手背上的辦公室密碼。走進去是一間整潔的小辦公室，有一張書桌和一台電腦，一張掛牆日曆和一張小沙發。我不會是第一個來這裡睡覺的人。我看見一顆抱枕和摺好掛在沙發扶手上的一條被子。門後有掛衣鉤。我低頭看自己身上的護士服，漿得很完美。我花了好多時間在衣領上噴漿，把制服燙得整整齊齊，甚至把銀色皮帶扣都擦得晶亮。絕對不能把衣服弄皺。我一再確認門有鎖好，才脫下制服吊起來撫平，之後就爬上沙發，用被子把自己裹起來。

醒來時我聽見笑聲。三、四個男醫生低頭看著我。「呃，早安。」其中一人說：「我是巴恩斯醫生。」他穿著細條紋西裝，脖子上掛著聽診器，手提公事包，威嚴十足。我有好幾分鐘都動不了，也說不出話。已經是早上了。明亮的光線，白天的聲響：廚房鏗鏗鏘鏘的聲音、小孩的哭聲、交談聲、收音機聲。我慢慢意識到自己身在何處，也看見我的制服掛在門後，覺得自己好像走進了《Carry On》（譯註：英國最長青的系列電影，以低級搞笑著稱）的系列電影中。

「我很抱歉，」我說，把被子拉到下巴。「非常抱歉。」我別過頭，掩飾想必已經紅通通的臉。「對不起。他們一定是忘了我。我是新來的。我不想把制服弄皺。」

沒多久，我就脫胎換骨。很難解釋我到底學會什麼，但我知道那介於科學和藝術之間。都是一些小之又小的事，但我也瞭解小事如何讓結果大大不同。

今天我要照顧四個孩子。第一個要做腦室外引流，以便測量腦脊液。隔壁床是提雅，今天晚一點要做放射治療。她之前已經動過手術，但癌症再次復發，現在要做第一輪化療和放射治療。另外兩個孩子，一個是有神經纖維瘤和自閉症的八歲男生，一個是有嚴重癲癇、預定明天動手術的十歲女孩。我跟女孩的父親聊天，聽他說女兒因為頑固型癲癇，要把半邊腦袋切除（即大腦半球切除術）。手術前有不少文書工作，要填照護計畫，還要驗血。「就跟科學怪人一樣。」這名父親說。他是個粗壯的卡車司機，手上滿是刺青，愛聊足球（兵工廠隊球迷），整天進進出出，去抽手捲菸。「他們基本上是切掉她一半的腦袋，好讓癲癇不再犯。」

動腦部手術來治療癲癇並非新的概念。在南美，前印加文明會用青銅和磨利的火山石做成的工具做顱穿孔手術，移除部分頭骨，解決怪力亂神，還有頭痛、癲癇跟精神疾病。外科手術從古至今已有長足的進展，而且只是治療癲癇的方式之一。多數人可以靠抗癲癇藥成功控制，但有少數人癲癇頻頻發作，影響正常生活，除了動手術（成功率最高七成）外別無選擇。那七成的幸運兒之中，只有少數人術後完全不再發作。但癲癇也分很多種，就像風有很多種一樣，各有各的起源、語言和結果。那位爸爸所說的大腦半球切除術意指他的女兒以後會半身癱瘓，就像中風患者。她那種名為「猝倒發作」(drop attack）的癲癇雖會停止（意指術後她不用再戴著安全帽，以免頭部受創），卻可能讓另一種癲癇經常發作。手術可以改變天氣形態，卻只有自然能改變天氣本身。

占去我最多時間的是提雅，儘管她是我目前照顧的病童中病情最不危急的一個。我正要去幫她做一系列的神經觀測時，發現她在遊戲室裡。一開始，我以為她在玩培樂多黏土，但遊戲治療師馬琳告訴我，那是他們準備做提雅的放射治療面具的模具材料。她的紫色兔子躺在桌上。「她需要吻合整個頭部和臉部的面罩，之後要戴著做放射治療，基本上就是把面具拴在床上，讓她完全不能動或說話。雷射要很精準，一毫米的誤差都不行。」

這個我早就知道，但還是很敬佩能勇敢熬過去的病童。我試著想像一個硬邦邦的面具罩住我整張臉，壓住我讓我動彈不得，連用想的都覺得好困難。「她要怎麼熬過去啊？一定要給她全身麻醉吧？」

「她六歲了，有點難以抉擇，不過最好不要麻醉。遊戲治療是最好的選擇。」

馬琳不是護理師，不僅待遇差，醫生也常忽略她的專業技術，但她懂得如何安撫來治療腦癌的六歲小孩，讓她暫時忘記巨大的痛苦。她對兒童發展的理解和專業知識，足以大幅改變病童的痛苦程度和他們對痛苦的記憶。病童不會記得救他們性命的醫生，但永遠會記得吹泡泡的馬琳。病童記得來病房變魔術的「小丑醫生」、動物福利機構帶來的黃色拉布拉多犬、用醫院廣播大聲呼叫「七號病房十號床的米麗」的女士，還有用小推車帶來《哈利波特》小說的志工。

但提雅的臉上沒有笑容。她用指尖掐著看似黏土做的面具，發了一會兒呆，即使才六歲，表情卻像老太太，一張苦臉皺成一團。「要勇敢，兔兔。」她對兔子說，重複把面具戴在它臉上又快速拿下來，然後抱起兔子親它。「要勇敢喔。」

帶提雅到樓下配面具的時間到了。她放聲尖叫，聲音淒厲到我全身起雞皮疙瘩。提雅的身體很有力量。她的免疫系統要等她迫切需要的治療做完後，才會被破壞。難以想像她上次做完治療是什麼狀況：身體虛弱，動不了也說不出話，因為免疫系統受到破壞，抵擋不了病菌，嘴裡都已潰爛。這就是我們的目的？我還是覺得難以想像，也不願去想她癌症復發的事，還有那對她的治癒率有著什麼意義。目前，她的身體正在奮力抵抗，而我自己的情感免疫系統變得愈來愈強，就算聽到尖叫聲，她的聲音也彷彿來自很遠的地方。我有工作在身，哭也無濟於事。提雅弓起背，身體僵硬，想把她抱起來都難。我們不得不延後佩戴面具的時間，讓她母親抱著她安慰她，直到尖叫聲逐漸減弱。

我要離職了，準備到社區一家專門照顧重度殘疾兒童的療養中心當副理。護理師恭喜我，醫生向我道賀，病童和病童家屬也不例外。最後一天上班，大辦公室擺出茶點，牆上掛的不是畫作，而是各式各樣的腦瘤掃描。我故意不去看提雅的片子，但視線還是忍不住飄過去——圖片中央是一隻大得不可思議的白蜘蛛。我同事讓我暫時不去想它。大家聊天說笑，送我卡片，跟我擁抱。但我總覺得哪裡不太對勁。大家的笑容都有點僵。有些同事進進出出我照顧的病童病房。安娜提早離開，走之前她緊緊抱住我，雖然只有一下下。她臉上沒有表情，但我好想抱住她，永遠不放手。

我只能說出「謝謝妳當我師父」這句話，但我想說的還有更多更多：我多麼希望有天能像她一樣。她教我慈悲待人、團體合作和專業至上，還有怎樣能夠既強硬又溫柔，我一輩子都會感激她。安娜讓我知道怎麼當一名護理師。經過三年的訓練，我的護理學習之路，其實是從成為合格護理師的第一天才開始。但我還是無法用語言形容我從安娜身上學到的東西，而且她已經匆匆跑走。

「過來，克里斯蒂，」她說：「妳的班還沒結束。現在妳還是我超級小組的一員。六床需要妳。」

我的同事從浴室大喊救命。我跑過去，心想一定是有病童癲癇發作或心跳停止，但我趕到現場時卻看到大家在笑。他們把我丟進滿是蘑菇湯的浴缸。好噁，那味道讓我反胃，我的皮膚馬上變得黏答答。我試著跳出去，但又跌了回去。他們哪來那麼多湯可以填滿浴缸，答案永遠不得而知。我的鼻子、頭髮、嘴巴都是冷掉的蘑菇湯。大夥安靜了幾秒，被冷湯嚇得反應不過來。接著，全場哄堂大笑。

浴室外面聚集了一群人在圍觀。病童坐著輪椅或抓著點滴架圍過來，哈哈大笑，我從沒聽過那麼美妙的聲音。五、六張孩童的臉，每個都抬起頭或歪著頭想看清楚。提雅就站在前面。她指著我捧腹大笑，笑聲充滿整間浴室，整個人笑得前仰後合，最後乾脆躺在門口地上滾來滾去。笑聲源源不絕。其他人也跟著笑。

醫生走出辦公室，站在病童後面。玻拉從廚房走出來。護理師從隔壁跑出來。他們瞄了一眼全身湯湯水水的我，但其實看的是提雅。我自己也笑了出來。這麼久以來，第一次笑到合不攏嘴，也許自從卡倫自殺之後，我是第一次笑成這樣。護病關係是個雙向的過程，提雅的笑聲感染力十足，瓦解了我自己建立的情感免疫系統。她的笑聲撫慰了我。我們都可以軟弱大哭，都可以開心大笑。那聲音多麼美妙。她母親站在她前面看著她，對我露出微笑，手開開闔闔，彷彿想要抓住那笑聲，永遠不讓它溜走。我也做著同樣的事。

「要記住，記住，記住。」我告訴自己。護理工作需要對悲傷免疫，但照顧病童也需要一點傻氣。比方被丟進一浴缸的蘑菇湯裡，比方逗小朋友笑。護理工作就是認知到，當一個孩子的頭部掃描中央有白茫茫一大片時，身為母親，需要牢牢抓住一些重要的事物。

5 生存競爭*

七歲看大。——亞里斯多德

當兒科護理師最棒的一件事，就是可以抱嬰兒。我喜歡在特別護理部門工作。新生兒加護病房（NICU）也包含嬰兒特別護理病房（SCBU），收早產兒也收剛出生的嬰兒。這裡的寶寶通常都小小隻，因為太早出生。有些有各種早產併發症，在這裡一住就好幾個月。我照顧過一個在特別護理病房住超過一年的寶寶，依然只有新生兒大小。

新生兒加護病房都有門禁，為了防止婦女偷走醫院的寶寶。茶水間牆上有張模糊的照片，照片中的女人被列為危險分子，旁邊一行字寫著：「看到這名婦女，請立即通知保全。此人曾經假扮成護理師潛入病房，是危險人物。」早上我去喝咖啡時，常盯著那張照片想：她究竟發生了什麼事，怎麼會有這種極端的行徑。

我輸入密碼，喀一聲推開門，酸酸的母乳味馬上撲鼻而來，伴隨一陣難以抵擋的熱氣。這裡一年到頭都很溫暖。我很慶幸自己身上穿的是寬鬆的棉質刷手服（而不是在其他病房穿的較厚重的護士服），腳下踩的是能讓腳呼吸的便鞋。我經過主要拿來放藥的冰箱，還有放滿一抽屜又一抽屜消耗品的透明櫥櫃，裡頭有繃帶、針、貼紙、紙板盒、氣管插管、抽吸管、紗布、小羊毛帽（多半是退休的女性義工織的，她們很多人都在名稱響亮的組織當過護理師，如護理聯盟）。布告欄上貼了研究資訊和醫生輪值表，還有一大面牆被感謝卡給占據：

> 我們在這裡住了五個月。這是最漫長的五個月，但多虧有護理師的幽默和慈悲，我們才能保持理智！
>
> 謝謝卡蘿、莫，以及團隊的所有成員忍耐我老公的笑話（還有**救了**我的雙胞胎兒子）。
>
> 獻給特別護理病房的醫生和護理師。我們永遠不會忘記你們。
>
> 獻給引產助產士麥蒂。妳幫助我們走過人生最困難的時刻。我們會珍惜妳在安娜短短

＊譯註：原指物種為存活下來而互相競爭，此指人為了存活而發揮的強大求生本能。

的生命裡讓我們留下的回憶。謝謝不足以表達我們的感激，但沒有其他更適合的話語。

感謝卡旁邊是一個上了鎖的藥櫃，送藥車上擺了一本黑紅兩色的大書，裡頭列出所有管制藥品，確保嗎啡之類的易上癮藥物受到仔細管控。為了防止被偷，這種藥進出都需要兩名護理師簽名。藥物上癮在護理師和醫生之間很常見。雖然沒有最新或決定性的數據，但幾年前慈善組織Alcohol Concern及Drugscope針對醫護人員濫用藥物和酒精的問題做過調查，發現各部門都有酒精成癮的員工，比例高達六成，濫用藥物的比例也有兩成七。這個數字想必有增無減。那當然多半是狂歡放縱、飲酒過量造成的結果，背後是「努力工作、用力玩」的概念。到夜店徹夜狂歡只是第一線醫護人員釋放壓力的一個例子。如今，五所醫學院會固定舉辦夜店之夜，提供跟其他第一線人員大喝特喝的機會。我可以想像，不少醫學院學生和護理師就跟夜店其他年輕人一樣會嗑藥，甚至更瘋。

但對於工作多年的醫護人員來說，問題沒那麼簡單。我認識的一名家庭醫師常碰到跟成癮問題和憂鬱症對抗的醫護人員。「我試著一週見他們一次。」她說：「醫生的自殺風險尤其高。一來壓力大，二來要取得什麼東西都很容易。而且他們不會嘗試自殺，直接就做了。」雖說要拿到鎮定劑或麻醉藥之類的藥物很容易，但我認識幾個有嚴重上癮問題的醫生和護理師卻用激烈的方式自殺，而非使用藥物。現在英國醫學總會為需要諮詢的醫生設置了二十四小時生命線，但我不知道護理師有沒有同樣的求助管道。針對醫生和護理師的隨機藥物檢測時有所聞，但從未成真——不然保健署就要關門大吉了。

我經過病房辦公室，還有寬敞的主要病房區。只見六個寶寶接上維生機器，呼吸器代替寶寶發育不全的肺部工作，嗶嗶聲此起彼落，護理師在中間忙碌穿梭。接著，我經過左邊的嬰兒特別護理病房，那裡的寶寶沒有生命危險，需要的照顧較少，一名護理師可以照顧較多個寶寶。兩邊差距很大，中間的走道就像分隔兩國的邊界。新生兒加護病房政治動盪，嬰兒特別護理病房天下太平。新生兒加護病房的寶寶都接上了呼吸器，也就是要靠維生機器並插上呼吸管——即醫學之父希波克拉底（Hippocrates, 460-375 BC）最初描寫的氣管插管。

護理師已經盡力了，但新生兒加護病房還是鬧烘烘。「感官超載」對嬰兒的未來發展有嚴重的負面影響，早已為人所知。暴露在聲音和光線下，會導致感覺處理失調和學習障礙。儘管如此，加護病房的天花板還是隨時開著燈，垃圾桶開關的聲音不絕於耳，護理師得在一片轟轟震動聲、抽吸聲和警示音中思考。但嬰兒不一定會嚇到，可見他們病得多重，正常情況下，自然會有的基本反射動作沒有出現。護理師會盡量小聲說話，降低音量，調暗燈光，某些時候會在嬰兒保溫箱蓋上毛巾。但這也可能造成負面影響。早產兒的聽覺皮質正處於重要的發展階段：我們需要聽到語言，才能學習語言。問題是，這裡的環境噪音多半是劈劈啪啪、單調規律的白噪音。這些寶寶還很虛弱，正在跟生命奮戰，昏昏沉沉，肺部尚未發育完全，缺乏表面張力素（讓肺泡打開的物質）。他們沒有健全的免疫系統，腎臟也還無法正常運作，腸胃系統仍然脆弱，腦出血的機率很高。

新生兒護理師分工很細又嚴謹。若說寶寶依賴也喜歡固定作息，新生兒護理師更是如此。只要跟護理師共事夠久，你就分得出他們服務的專科和部門。後來，我有很長一段時間負責訓練醫院各部門的跨科護理團隊，每當我分辨出急診室護理師、手術房護理師和新生兒護理師的不同時，連自己都感到驚訝。但我確實分得出來。有一次在為護理師做心肺復甦訓練時，我跟朋友做了一個調查，看我們能不能從大家坐的位置猜到他們工作的部門。戰戰兢兢坐在後面的是手術室護理師，十足任務導向，很少跟病患直接接觸；這群人訓練失敗再重來的機率很高。坐前面的往往是加護病房或急診室護理師，隨時準備提出問題，而不是等著被問。專科護理師坐在旁邊，姿勢放鬆，一臉無聊。遺憾的是，遲到的都是內科病房或老年病房的醫護助理，或是不屑跟護理師一起參加訓練、急著去做更重要事情的醫生。總會有護理師上課時打瞌睡，甚至誇張到被要求站起來，以免再度睡著。即使如此，有時他們站著也會閉上眼睛。

新生兒護理師似乎永遠不會累。他們通常身材嬌小，動作俐落，精力充沛，在一個又一個嬰兒之間奔忙，一心多用是家常便飯。對他們來說，掌控全局和時間就是一切。負責指揮的是他們，無論寶寶病得多重都一樣。是他們帶領寶寶，而不是反過來。寶寶何時需要照顧（清潔眼睛或口腔），何時該換尿布，何時該拒絕要幫他們插管的醫生，或是敲打他們的小胸膛、彷彿在敲迷你鼓的物理治療師，都由他們決定。新生兒護理師應該是很棒的婚禮籌畫。他們排列護理順序的方式令人敬佩，有時一次要照顧兩、三個需要抽吸呼吸管或脫離呼吸器的寶寶，還要負責物理治療、翻身、量測、鼻胃管餵食、投藥。有時需要連續注射強心劑，也就是一劑打完馬上接下一劑，小心降低前一劑的速度並增加下一劑的速度，同時密切觀察寶寶動脈壓的變化。一個差錯就可能引起高血壓和中風，而且事前未必一定有跡可尋。每個嬰兒對敏感藥物的反應都不同，有經驗的護理師靠直覺就能判斷。

其他時候則有嚴格的公式，而新生兒護理師也要擅長算術、備藥和計算劑量。具備公式計算能力並非現代護理師才需要的技能。《遮羅迦本集》是探討阿育吠陀（印度傳統醫學）的梵文著作，也是西元前一世紀印度流傳下來的兩大醫學經典之一。書中主張護理師「應該知識廣博，擅長準備處方和藥劑，仁慈待人，保持整潔」。

在複雜的劑量計算過程中，只要放錯一個小數點，就可能害死一名嬰兒。毫微克跟微克的符號很像，卻差了一千倍。我同事有一次在一個嬰兒身上誤投了一千倍的強效藥，寶寶雖然沒死，但我朋友（跟我一樣是新進護理師）嚇到差點沒命，而且一直難以釋懷，飽受罪惡感的折磨。我也認識因為不信任機器而拒用計算機的護理師。他們整天在腦中算術，在新生兒加護病房高壓又嘈雜的環境中做各種複雜的計算。上了十二個半小時的晚班，連續五個晚上沒睡覺，卻還能在凌晨四點計算：

嬰兒重一．六九七公斤，多巴胺靜脈注射四十毫克／五十毫升。要投十二．五微克／公斤／分鐘，靜脈注射率要設多少？

想到我就覺得害怕。中學教育測驗的數學科我只拿到D，數字老在我腦中飄來飄去，定不下來。我總是一遍又一遍檢查計算結果，羅列沒完沒了的表格。我很佩服有些同事即使工作繁多，數字仍難不倒他們，時間也掌握得恰到好處。儘管如此，當這些一絲不苟，要求控制感染、組織條理和先後順序幾乎到了走火入魔的護理師，在凌晨四點大叫一聲，讓我從特別護理病房跑到主要加護病房時，我還是大吃一驚。只見他們擺出一張長桌，鋪上白色塑膠桌布，上面擺了各式食物：臘腸捲、起司、三明治、果汁、雞腿、鹹派、披薩，甚至還有奶油酥盒，簡直像奶奶家的聖誕節大餐。紙盤堆在一邊，要不是房間裡有嬰兒，聽得見機器聲，大家又穿著護士服，你會以為自己走進某個家庭聚會或婚宴。「十分鐘搞定。」護理長說。所以大家吃吃喝喝，聊天，之後把所有東西收進黑色垃圾袋，洗洗手，重回崗位。我累壞了，這一餐剛好讓我喘口氣。為了存錢放假，到印度自助旅行，我加了好多天班。為了省錢，我還跟朋友分租護理師宿舍，她上晚班，我上日班，兩人從不照面。她工作時我在睡覺，我工作時她在睡覺，所以我們可以分攤已經很便宜的房租。短暫的休息和暖胃的點心幫助我保持清醒。

下班之後，有位中介護理師跟我一起走去搭電梯。我問起點心的事，她說每天都有，無論發生什麼事。有時醫生會帶甜甜圈來，護理師也會輪流帶點心。

「在這裡工作很棒。護理師用十分鐘照顧自己，對寶寶沒有壞處，甚至還有好處。大家都吃飽喝足，覺得自己獲得了照顧。當然這可能不合醫院的規定……」

員工室旁邊是污物處理室，醫療廢棄物會從這裡丟進滑道，很像馬桶。有一次，一個死去的寶寶被放進籃子送到這裡，等著搬運工來把她送去太平間。過了一段時間，原本似乎已經斷氣的女嬰哭了起來。她父母在辦公室，門外還有「機密會議進行中」的告示。他們坐在污漬斑斑的沙發上，抓著粗糙的面紙哭泣。我旁邊的醫生正在解釋，他們的女兒因為早產保不住性命。後來我們聽到一個新進護理師來敲門（她進去污物處理室查看哭聲），探頭進來用嚴肅的語調說：「請借一步說話，是急事。」那名女嬰只活了一小片刻，她父母卻經歷兩次死別的打擊。「我們判斷失誤。」醫生告訴他們：「我們很抱歉，雖然很難啟齒。」他們把女兒取名為「希望」（Hope）。

有時你正想吃三明治時，污物處理室卻飄出「黑色便」（malena）的味道，一種帶血腹瀉的惡臭，表示寶寶可能腹內出血。但今天員工室只有咖啡和甜食的香味，還有某個護理師早餐吃的醃洋蔥口味玉米圈。因為沒地方坐，我只好窩在芭芭拉旁邊。她是那種隔著一段距離就能讓寶寶不哭的護理師。交接完，我走去我的床位。

以馬內利寶寶包得像一個珍貴的小禮物，但不是包在包裝紙裡，而是超市的三明治袋子裡，彷彿一個迷你溫室。他太早出生，才二十四週，剛好是英國可以合法墮胎的臨界點。早產（孕期未滿三十七週）是新生兒的最大死因，也是五歲以下兒童的第二大死因。全球每十個新生兒中就有一個早產，而且數字仍在持續增加。現代人晚生，試管嬰兒又讓多胞胎機率增加。以馬內利的頭大得不尋常，眼睛睜得好大，慢慢眨著眼睛。一條細小的鼻胃管彎彎曲曲鑽進他的鼻子，用膠帶固定。他還太小，不會吸奶，皮膚灰白，頭皮上可見藍灰色的血管。不過，全身包起來躺在透明的保溫箱裡，看起來頗為舒適。其實他正在跟生命搏鬥，而且一開始就是一場硬仗。他太早出生，甚至比預期的還小，只有九百公克，還有腦出血。

我到他床位的第一件事是檢查牆上的氧氣機和抽痰機。今天管子都固定正確。打開牆上的抽痰機時，我用戴上手套的手測試壓力，瞄一眼正確大小、接到長形容器的抽痰管，確認氧氣濃度設定正確且運作正常，旁邊備有面罩大小適中的袋瓣罩甦醒球，以防寶寶的氣管插管掉落。有一百件事可能出錯，看來沒什麼大不了的檢查要是沒確實做好，就可能危及生命。氧氣濃度要是設太低或太高，都可能導致早產兒視網膜病變或其他併發症，造成失明。寶寶的血氧濃度若不穩定，忽高忽低，也可能產生其他併發症，造成各種嚴重損害。抽痰管要是沒備好，讓管子阻塞，寶寶可能窒息而死。手邊少了無袋瓣罩甦醒球，寶寶一旦缺氧就可能導致腦部受損、腸缺血或心搏過緩（心跳太慢）。要是戴在寶寶臉上的袋瓣罩大小不對，稍微過大，則可能損害迷走神經，害寶寶心搏過緩，危及生命。每個地方都可能出錯，而且出錯的頻率愈來愈高。「不該發生的嚴重醫療失誤」達到四年來最高。這些完全可以預防的失誤，足以導致病患受傷，甚至死亡。

確認急救儀器都備妥且運作正常後，我開始檢查以馬內利，幫他做ABCDE快速健康評估：

Airway（氣道）：檢查管子是否放置正確，確認寶寶的氣道暢通。

Breathing（呼吸）：檢查血氧量，聽聽胸腔，看兩邊是否對稱，叩胸聽是清音（正常）、過清音，還是濁音（表示問題嚴重）。

Circulation（循環）：聽心臟的聲音，檢查動脈壓，摸摸皮膚的溫度，壓他的腳再放開，看顏色多久才恢復，然後換壓胸骨再做一次。

Disability（行為能力）：看他的語調、姿勢、囟門、瞳孔反應、清醒程度。

Exposure（外顯徵兆）：檢查身體的其他跡象：腫起、出血、斑點、瘀青，正面背面、從頭到腳。

這是全世界的護理師和醫師評估重症患者的方法，無論患者是一歲或一百歲都一樣。然而，嬰兒的生理結構跟大人不太相同，護理師在評估時，每條線索都不能放過。嬰兒的身體有種補償機制（兒童較不明顯），會盡可能保護住重要器官。舉例來說，嬰兒的血壓會維持正常，直到心跳快停止。相反地，八成的大人在心跳停止前二十四小時，會出現臨床異常症狀。這表示，照顧兒童（尤其是嬰兒）的護理師眼睛要很利。有些寶寶出現的生理惡化症狀反應在器官上，比方肋骨豎起，使他們無法深呼吸，只能加快呼吸，盡可能用輔助肌肉吸進空氣，甚至上下擺動頭部或張開鼻孔。但有些更複雜的補償機制，無法完全從生理結構來解釋。呼吸衰竭的寶寶會發出呼嚕聲，用力呼氣，強迫自己的肺泡打開，就像呼吸器一樣，自己製造PEEP（吐氣末正壓），這恰恰是醫生在複雜的維生機器上所做的設定。用這種方式讓肺部的最小部分保持打開，寶寶就能省掉一開始的吃力吐氣，像是生日派對上央求父母吹氣球的孩子。只有嬰兒擁有這種補償能力，會發出那種呼嚕聲。他們讓血壓維持正常，跟大人相比，能讓腦部更長時間不缺氧（把含氧血注入大腦）。嬰兒的頭頂（囟門）有個部位能讓腦部腫起；換作是大人，這樣一定沒命，但嬰兒的骨頭柔軟有彈性，不易折斷。嬰兒在很多方面都脆弱無比，但求生本能又強大得不可思議。人長大就會失去這種保護能力——不計一切都要活下來的意志力。身體變強壯的同時，生命卻讓我們的情感變得脆弱。

以馬內利的母親喬依是個笑咪咪的烏干達女人。她坐在他的保溫箱旁邊，手中握著碩大的乳房用力擠奶，讓母奶流進管子。她邊擠奶邊聊天，先是聊到烏干達，說那裡的人很善良，政治卻很複雜。接著說到她兒子將來的發展。「他爸爸身高一百九十幾公分，」她說：「所以他將來可能當籃球員之類的。不過我就比較學院派。我祖父是醫生，爸爸也是醫生。我是學法律的，大都跟難民合作。」

她是個謙虛的女人。我說她一定幫助了很多人，她聽了一臉難為情，說自己根本沒那麼厲害。

「妳無法想像他們逃離了什麼樣的苦難。」她說。

我不時對她微笑，同時忙著整理她兒子的一長串藥單。他要固定用鼻胃管施打咖啡因，確保他記得呼吸。咖啡因是重要的呼吸刺激劑，廣泛用來治療呼吸暫停（長時間屏住呼吸）的小寶寶。當我把這解釋給她聽時，喬依說：「就像我早上得喝咖啡一樣。」但她的聲音裡透露著擔憂。在咻咻的擠奶聲、監視器警示聲、黃色醫療垃圾桶的劈啪開闔聲、踩在太過光滑的地板上的喀達腳步聲中，我聽到她語氣有異。

「妳想抱一抱他嗎？」

她看著我，眼角突然湧出淚水。「會不會傷到他？我會怕。」

「當然不會，反而能幫到他，沒什麼比抱一抱更好的了。」

我知道喬依還沒抱過兒子。工作交接時，我們討論過這件事，護理師都擔心她還沒跟寶寶建立連結。他們知道除了手術和科技之外，以家庭為中心的照顧，也可能對寶寶的認知結果有重大的影響。我猜以馬內利長大後不會當籃球選手、醫生或人權律師，我想喬依也心裡有數。出生才十天，他的心臟就停過好多次，腸胃也無法正常運作。他能跨越目前的里程碑就很幸運了。以後他可能失聰或失明，還會有嚴重學習障礙及其他健康問題，甚至一輩子都要人照顧。

但有喬依在身邊，以馬內利至少有進步，也緊抓著生命不放。把他抱出保溫箱其實是個困難的決定，也有風險。呼吸管很容易脫落。不久前，把管子縫在寶寶嘴上固定、不用麻醉藥的殘忍作法仍然存在；有一種醫學主導的觀念認為，早產兒不會感到疼痛。幸好以馬內利的管子是用白色膠帶固定的。儘管有膠帶，我還是擔心只要移動他，呼吸管就可能脫落。但不讓喬依有機會抱他，風險更大。再說，喬依的心理健康也岌岌可危。研究發現，生下早產兒的女性罹患產後憂鬱症的機率，比足月產的女性高一倍。生產就像靈魂一分為二，所以才那麼痛。要是不抱他，喬依就會一直失去自己的另外一半。她的擁抱才能讓他變得真實而完整。她自己也是。

我花了好幾分鐘，才把以馬內利從管線交錯的床上小心翼翼地抱出來，放到喬依手上。出了保溫箱，他看起來甚至更小，但他沒有哭。他看著媽媽好久好久都沒眨眼；她也看著他，短短幾分鐘，兩人就愛上對方。

「他好完美。」她說。

我有同感，抬頭對同事微笑，她按著胸口站在一旁。縱使一切都對以馬內利寶寶不利，但那一刻我想起：一切都有可能。牛頓也是早產兒，也被認為活不過幾小時。在新生兒加護病房觀察一位母親是件特別的事。本來就很神奇的寶寶甚至顯得更神奇。喬依看著以馬內利。他充滿了各種可能。

「他會沒事的，對吧？我知道會的。」

「你們都會沒事的。」我回答。

今天我在嬰兒特別護理病房獨力工作，一個人要照顧四個寶寶，忙得不可開交。大部分時間，我都很喜歡這裡。嬰兒幾乎都一樣可愛，而且病情逐漸好轉，或許不久就能回家。家長也心情平靜，相信並期望自己的寶寶漸漸從生死邊緣回到堅實的土地上。然而，這裡還是可能面臨床位不足的困境。到了繁忙的冬季，傳染病（主要是呼吸道疾病）使得整個醫院患者增加，以至於連水槽底下的水盆也得多放一個寶寶（我們稱為「水槽床位」）。碰到這種時候，我們開水龍頭只會打開一半，免得水噴到寶寶。新生兒病房的建築結構有嚴格的保護法規，每張床周圍的椅子要隔多遠也有規定，以促進親子聯繫，但醫院偶爾還是會擠爆，有時純粹是別無選擇。

不過今天這裡溫暖又安靜，寶寶也不像隔壁加護病房的寶寶那麼危急。此刻，病房裡很難得一個媽媽也沒有。護理師會盡可能讓媽媽跟嬰兒待在一起。私人醫院就不同了。有些私人醫院的產科病房會在媽媽產後不久，就把嬰兒送到育嬰室，交由能幹的護理師照顧。但無論怎麼能幹，終究是陌生人。醫院員工更衣室的某個置物櫃上貼了一張明信片，上面寫著「七歲看大」，有個護理師在底下補一句：「母嬰同室十二個小時就知道了。」

大衛的母親曼蒂是蘭貝斯（Lambeth）的性工作者，已經生過九個小孩，全部交給社會局照顧。大衛是嬰兒特別護理病房裡最安靜的寶寶，不太會動來動去，跟我照顧過的其他毒蟲母親生下的寶寶很不一樣，他們身體抽搐可能是癲癇發作。大衛寶寶戴著藍色針織帽，有部叫CPAP（持續性正壓呼吸器）的機器，透過他鼻孔裡的兩條導管輸入空氣。他包的尿布已經是市面上最小的尿布，穿在他身上還是顯得很大，兩條腿如樹枝般呈三角形跨在兩邊，皮膚像老人一樣又鬆又皺，像件不合身的衣服掛在骨頭上。他腳長，手指也長。為了讓父母放心，我們會說：「看看他的手指，是鋼琴家的手指呢。」試著讓曼蒂的視線從刺穿寶寶皮膚的醫療儀器移開。

大衛的臉雖然一部分被導管和接到鼻孔、黏在臉上和耳朵周圍的鼻胃管遮住，仍然很漂亮。眼睛張得大大的，睫毛又長又鬈。殘酷的事實就是：最漂亮的寶寶往往病得最重或存活機率最低。這就是事實。今天，大衛的眼睛用眼罩蓋住，很像大太陽的早上我在家睡覺時戴的眼罩。他有黃疸，眼白（鞏膜）發黃。這種狀況很常見，百分之八十五的早產兒都有臨床觀察得到的黃疸，需要照光治療，並定期驗血監測肝功能。流傳超過兩千年的中國醫典《黃帝內經》稱肝是「將軍之官」。中醫認為肝藏魂，即靈魂或魂魄。西方用陽光來治療黃疸。除了眼罩和尿布，大衛全身光溜溜躺在太陽燈底下，像個小人兒在做日光浴。他頭上的日光燈發出夜店的頻閃光，形成光氧化作用，把氧加入膽紅素（紅血球分解時產生的物質）中，使它易溶於水。這讓寶寶的肝臟較容易分解並移除讓他們產生溶血性黃疸的大量膽紅素。大衛在螢光燈下看起來很放鬆，就像美甲光療機下的一隻手。

我看了大衛的記錄，弄清投藥時間，研究各項數字的走向，還有他的照護計畫。有關他母親的資料很少，他父親的資料則付之闕如。他可能還在娘胎就接觸到快克古柯鹼和菸酒，曼蒂也從未產檢。我想她懷孕期間根本沒有補充維他命或營養品，葉酸就更不用說了。大衛不足月就出生，體型很小，但即使起跑點輸人，就醫學層面來說他還算健壯，也還沒有出現胎兒酒精症候群——雖然很有可能。胎兒酒精症候群（FASD）在英國的普遍程度仍然未知，只要產前暴露在酒精下就有危險，不但無藥可醫，對嬰兒的大腦和器官造成的傷害也無法逆轉。一般認為，有這種症候群的小孩常被誤診為自閉症或過動症之類的病症。酒精透過母親傳給胎兒時，胎兒的大腦和器官發育所需的氧氣和營養素就會缺乏。大衛的未來充滿未知數，一切都對他不利。他的「將軍之官」或許可以用照光治療，但他母親「將軍之官」（她的肝，混亂的指揮官）的戰爭，卻繼續在大衛身上活生生上演。

護理的功能類似於肝功能，負責控制感染、照顧傷口（製造凝血和組織修復所需的酵素和蛋白質）、製造營養、合成養分、消化食物並留住養分。護理師不像肝一樣可以解毒，但我們確實花很多時間帶給病患希望、舒適和慈悲，努力逆轉困境。

葛洛妮來跟我交班。她是新生兒高級執業護理師，也常開課傳授倫理責任和早產兒生理學。她對儀器很在行，任何跟呼吸器、接合複雜導管，甚至血液氣體分析儀有關的問題，都難不倒她。她很迷應用物理學，多次嘗試向我解釋肺動態和靜態順應性跟壓力變化之間關係的複雜公式。當我請她再用大白話解釋一次時，她從來不會生氣。物理是護理很重要的一部分，但從來不是我的強項。

「可憐的小羊，真想帶他回家，妳不想嗎？」

我們看著大衛的臉，拿起他的眼罩，看見他鬈鬈的睫毛，彼此都會心一笑。

「怎麼回事？他媽媽到底會不會來？」

她搖搖頭。「從沒看過。我照顧過前面幾個，最近一個死了，有兩個被領養，還有幾個接受長期寄養。」

「她為什麼一直懷孕？一定很痛苦。為什麼不長期避孕呢？」

葛洛妮又搖頭。「是啊。他以後會怎麼樣咧？」

後來曼蒂確實有來。她連站都站不穩，手臂上傷痕累累，頭髮沒洗，說話劈哩啪啦像連珠砲，身上飄著酒味和汗臭。

「他怎麼樣？好點了嗎？不會有事吧？我去洗個手，但我不會吵醒他的。」她邊說話邊抓手臂。

「妳好。」我笑了笑，在心裡告訴自己不要妄下定論，並向她自我介紹。「他表現很好，是個壯小子。」

社會局已經對大衛發出兒童保護令，但還是允許受到監控的接觸。我對曼蒂做了危險評估：她會不會意識太不清楚？會不會抓起他就跑？我看著她盯著大衛的臉，每次持續性正壓呼吸器嗶嗶響，她就會皺起眉頭。

我點點頭，她走去角落的洗手台洗了好久，我發現她擦乾手之後又開始洗。「我確定那是整家醫院最乾淨的一雙手了。」我說。

「哦，我可不想把細菌傳給他。我並不想叫醒他，但有些細菌就是會跑來跑去。」

她坐下來時，我發現溢出的母乳弄濕了她的T恤。我拿幾張面紙給她，但她聳聳肩。

「我的身體認得我的寶寶，」她說：「我有過九個了。」大衛喝的是另一個媽媽捐的母奶。Wet nursing（哺乳）是nursing（護理）一字的由來。哺乳至今仍然盛行，其中的概念仍然是護理工作的核心。幫助需要幫助的人。

病房裡很安靜也很熱。我得開始用鼻胃管餵隔壁床的寶寶，把她媽媽的母奶慢慢滴進二十毫升的注射器裡（如果同時要餵全部的寶寶，就得用OK繃把注射器黏在嬰兒床邊）。但我還是拉了張塑膠椅在曼蒂旁邊坐下。我想她沒什麼人可以講話，大概也沒什麼朋友、家人或支柱。她沒有接受社會救濟，葛洛妮說她跟一個有控制狂的暴力男分分合合。他可能是大衛的生父，也可能不是。

「十個寶寶。」我說：「我不確定我能捱過十次生產。」

她看看大衛再抬頭看我，眼球邊緣蠟黃。「他們有告訴妳我沒留下孩子嗎？我的寶寶，全都被人領養或託人照顧。」

我點點頭。「妳的記錄上有寫。妳一定很難受。」

「我會是一個好媽媽，」她說：「但他們不肯讓我試試看，一直要我吃避孕藥或去做絕育手術。妳相信嗎？就跟納粹沒兩樣。但這次不同，我可以留著大衛。我有地方住，情況也比較明朗。」

曼蒂似乎無法想像她對自己的孩子造成什麼樣的傷害。她沒去想他們會過什麼樣的生活，只顧著滔滔不絕訴說自己的感受，怎麼樣才能要回孩子，而社工直接認定她無能為力，沒人肯給她機會。但你無法責怪曼蒂。她並不想要目前過的生活，那也不是她選的。我們沒談到她的童年，但猜也猜得到。

「沒有孩子，我覺得好空虛，但我不會再生了。」她說：「我只想留著大衛。他是我的心、我的靈魂。不過，我會想念懷孕的時候。我喜歡懷孕，尤其是寶寶開始動的時候。我感覺自己體內有個小生命，有個心跳，那讓我覺得自己活著。」

隔壁床是蘇菲亞，一出生就脊柱裂，這種嚴重缺陷導致脊髓脊膜膨出，脊椎本身和保護膜突出體外，伴隨著嚴重感染和脊髓損傷。我幫她換衣服時很小心，想起以前還是實習生時，幫連體嬰換尿布和嬰兒連身服的經驗。事情本身很簡單，但需要技巧，而我的手在發抖。我擔心會不小心傷到他們，害他們被按釦或魔鬼氈卡住。還記得那對連體嬰腹部相連，身體纏繞在一起，兩人同時看著我，像一對小引號。當時帶我的護理師說，這對我是很好的練習。我記得當時告訴她，自己從沒幫身體構造如此複雜的寶寶換過衣服。光是換尿布和嬰兒服，就花了我半小時。她搖搖頭。「我指的不是這個。」她說。

蘇菲亞的父母是艾瑪和海倫。她們每天都花很多時間把手伸進保溫箱側邊的小孔，握著她小得不可思議的手，看她的臉對她唱歌，盡量不去看她突出的內臟。該做的她們一樣也沒漏：補充葉酸，產檢，上新手爸媽課，能讀的書都讀了，也為寶寶準備了最夢幻的嬰兒房。艾瑪還拿照片給我看。「我們去市區採買。我有個朋友是藝術家，所以我們還請她畫了一幅畫。看到那些蝴蝶嗎？我們知道是女兒。我很高興是女兒！她現在的衣櫃就比我的滿了！妳能想像嗎！」

蘇菲亞的未來跟大衛一樣充滿未知數。她可能無法走路，可能尿失禁，幾乎可以肯定她一輩子都得接受治療，離不開醫院和各種挑戰。

我帶蘇菲亞到一切準備就緒的手術室——她人生中的第一個挑戰。她父母沿途都牽著手，剛生產完的艾瑪坐在輪椅上，我在後面推她，一名搬運工負責蘇菲亞的保溫箱。海倫走在我們旁邊，握著艾瑪的手。我注意到她們緊緊抓著對方，用力到指關節都發白了。

6 左胸下的某處*

我深呼吸，聽見心臟又在吹大氣。我還在，還在，還在。——普拉絲（Sylvia Plath），《瓶中美人》（*The Bell Jar*）

手術室的景象對父母來說一定很可怕，但我已經習以為常。人的適應能力很驚人，但生命並非一直都這樣。

我觀摩的第一場手術是心肺移植手術。當年我十九歲，還是實習護理師。手術進行了好久，超過十二小時。要一整個團隊的外科醫生才能跑完接力賽，但他們傳的不是接力棒，而是人的心臟和肺臟。那天，我負責照顧等著一組肺臟送來的病患。對方是名叫亞倫的十四歲男孩，因囊狀纖維化而臥病，鼻子插著氧氣管，皮膚灰黃，咳嗽無力帶痰。我幫助他做好術前準備：在他乾燥的膝蓋抹上可可油；拿走他手上的Game Boy，發誓我會用生命保護它；用浸過無菌水的橘紅色小海綿摁濕他的嘴唇，不想冒一丁點可能讓他接觸到細菌的危險。

亞倫的病床周圍閃耀著星星和月亮形狀的光芒，枕頭底下藏著一本雜誌。床邊有一小片他繼父用萬用黏土貼在牆上的軟木板，上面都是他跟朋友的合照，照片裡每個人都笑得好開心。兒童病房變得個人化是常有的事。要不是牆上接了氧氣管，還有連著透明粗管子的吸痰器，其實就像一般青少年的房間。

我們聊著天，好像沒事一樣，但是當搬運工來幫我把亞倫推到麻醉室時，他抓住他母親的手。「等我睡著再走。」他說，然後看著我問：「妳會一直在那裡陪我吧？」

「我會的。準備好了嗎？」

他搖搖頭。但我還是向搬運工點點頭，他們開始把他的床推出門，移向走廊。其中一位搬運工是個開朗的年輕女人，一路上吹著口哨。為了討小朋友歡心，走道牆壁上畫著動物和花朵的圖案。經過我們的兒童都推著點滴，父母或護理師則帶著微笑跟在他們後面。

＊譯註：指心臟，同時也是小說《簡愛》中常被引用的一段話。原句為：「我左胸下的某處彷彿有根心弦，跟你的心弦緊緊相連，我擔心你一旦離去，那根心弦就會斷裂。」

搬運工繼續吹口哨。亞倫又搖搖頭，他母親握著他的手，快步跟在病床旁邊。我一眼盯著亞倫床尾測量血氧量的螢幕，希望數字不會往下掉。「撐住，撐住，」我在心裡說：「一定要穩住。」我聽說過病童困在故障電梯裡病情惡化的故事，氧氣用光，心跳停止也無法好好急救，直到找來電梯修理員才解除危機。我很焦慮，但已經學會護理師最擅長的一種表情。我放慢呼吸和動作，專心讓自己的肢體放鬆下來，臉上浮現溫柔的微笑。有位講師在解釋臨床服務對於累積經驗的幫助時曾說，病患要是看到老經驗的護理師一臉擔憂，就會覺得自己大概沒救了。

手術室就像迷宮。彎來彎去的走廊，鋪著藍色無菌床單的輪床，床上有體內電擊板和繁複的氣切用具。手術室護理師走路很快，便鞋輕聲踩在閃亮的地板上，扣子只扣一半的手術服在身後翩翩飛起，像魔術師一般。裡頭有很多間儀器室，有位護理師抱著檢查表蹲在裡面，每天早晚她都得在上面簽名，核對過期日、套數、新一批儀器的訂購日期。角落有部殺菌機用來消毒某些器材。動脈血氣分析儀讓護理師掌握麻醉師的進展，還有病患的氧氣是否足夠，或二氧化碳是否太多。在彎曲又陰暗的走廊裡，空氣感覺很沉重，像味道一樣抓著記憶不放。它在訴說一個又一個故事，只要仔細聽就會聽到：誰誰誰摘錯了腎臟；有次停電，發電機卻沒動；另有一次替病人電擊卻忘了拿掉氧氣，砰一聲像炸彈爆炸，害麻醉護理師頭部受重傷，住進加護病房。要是牆壁會說話……

很多人進出手術室的記憶都一片空白。睡著然後醒來，沒去細究中間發生了什麼事。手術室護理師什麼場面都看過。有好笑的事，比方外科醫生和護理師被逮到在被單櫃裡上演活春宮。還有動小手術的男病患因為麻醉藥而勃起，小弟弟隨著醫生手術刀的每個動作上上下下，甚至還配合音樂節奏。我曾經跟某個外科醫生合作，他的刷手褲在重要時刻掉了，那天他剛好穿了霸子．辛普森圖案的內褲，有個護理師尷尬地要幫他拉起來，他馬上大喊：「不要，不要動它！」

手術室也是把生死完全交到別人手中的地方。多數時候沒事，一旦有事就很慘。當患者的情況突然惡化時，井然有序、平靜、無菌的環境可能變得像戰場。麻醉專家致力於預測哪些病患族群可能出問題（如肥胖者、癮君子、孕婦），但永遠有意外。有病患聲稱自己手術期間一直醒著，身體卻無法動彈；這是因為身體對麻藥有反應，卻對伴隨的鎮靜劑沒有反應。也有病患對麻醉藥產生不良反應，血壓狂掉，心跳數度停止。

我曾經照顧術後才得知手術有點狀況、但醫生終究化險為夷的病患。護理的語言有時很難拿捏。一個心臟細胞在培養皿裡跳動，就一個細胞。另一個人的心臟細胞在不同的時間也在培養皿裡跳動。但兩個一接觸，就會一同和諧地跳動。醫生能用科學解釋這個現象，但護理師知道科學的語言還不夠。手術室護理師會把「你的丈夫／太太／小孩在手術室裡死了三次，但今天很幸運，在加上大量電擊和可能弄斷幾根肋骨的心臟按壓後，我們總算把他／她救了回來」這串話，翻譯成我們聽得下去的話。一首奇怪的詩。

我盡量不去想手術室中可能發生的事，以及所有可能（或是曾經）出的錯。我換上「外表放鬆、內心慌張」的姿態走進麻醉室，看到裡頭令人安心的儀器，還有看來很放鬆且笑容滿面的麻醉師。「OK，媽咪。嗨，亞倫。」麻醉師自我介紹，和亞倫目光交會；同時間，手術助理一直在後面忙來忙去，準備螢幕並在注射器貼上標籤。我站在床尾，等亞倫吸進麻醉氣體睡著、必須請他母親離開時，有需要的話，我只要手一伸就能帶她離開。我們不希望她看到下個階段的畫面：病患失去意識，眼睛用膠布貼上，頭盡可能往後仰，一條管子插入他的氣管，針刺進血管，剩下的衣物都脫掉。接著，皮膚會用聚維酮碘塗成紅銅色，最後病患看起來不再像個人，反而像一塊肉，準備好讓外科醫生在上面動刀。國會議員瑟洛男爵（Lord Thurlow）曾在一八〇〇年說過：「外科手術不比屠宰科學。」外科醫學曾經被視為低下的職業，中世紀時甚至女性都能入行，直到一七〇〇年代外科訓練進入大學殿堂，女性才被擋在門外。比起護理，大眾對外科醫學的觀感和看法改變了很多，有時甚至跟過去背道而馳。

我咬緊牙等著可怕的時刻到來：小孩被麻醉，家長必須親一下小孩道別，把他們交到陌生人手中。病情複雜又危險的患者完全掌握在麻醉師手中，他卻沉著冷靜又讓人放心，不禁讓我肅然起敬。

之後，我會跟另一名實習護理師潔絲一起進手術室。當時，我還是對那位麻醉師肅然起敬，直到潔絲跟我說她跟他有一腿。手術期間，她把醫療口罩愈拉愈高，最後我幾乎看不到她的眼睛。「妳在幹嘛？」我問她。「我跟這裡的每個人都睡過，」她說：「除了病患。」

然而此刻，我跟亞倫的媽媽一起走出手術室。我抱抱她，在腦中搜尋著安慰的話語，希望說一些對她有幫助的話。

「那是我這輩子最痛苦的一刻。」她說：「最痛苦的。」

我發誓我再也不會低估把自己小孩的生命託付給一群陌生人有多困難，無論那群人有多專業。

在所有醫院的手術室外，都可以看到護理師在走廊上搭著家屬的肩，安慰（或無法安慰）他們手術很順利。離開白森森的手術室走廊後，我陪亞倫的母親走回病房。回病房後她哭了，我默默陪她坐了一會兒，最後她看看時鐘。

「還要好多個小時，」我說：「甚至一整天都有可能。妳得想辦法消磨時間。我待會就回去陪亞倫。」

「我會跟我姊碰面。」她說：「盡量找事做。」

我對她微笑，沒說出她想聽的話。我已經學乖了。上禮拜，我照顧的第一批寶寶中，有一個要動手術修補心臟的破洞。「他不會有事的。」我一再對他父母說，因為那是相對簡單的手術。結果不然，他一去不回，死在手術台上。我犯了大錯。他父母傷透了心又困惑。我把自己的疏失告訴護理長時痛哭流涕。「他們甚至不會記得妳說了什麼，」她說：「不會有任何差別。妳沒有做錯事。」但我知道我說錯話了。我還記得寶寶身上穿的黃色羊毛衫。

我沒跟亞倫的母親說他會沒事。我再也不會對家屬說這種話，一次的教訓就夠了。因為結果會如何，沒人知道。

「盡量找事忙。」我說：「時間會過得很慢很慢。」

時間是一種奇怪的東西。如果是等候親人動手術，時間就會變慢，直到每一秒變成每分鐘，每分鐘變成每小時。但如果我們是動手術的病患，時間又會縮短，從十數到一，眼前就黑掉。

大手術室裡擠滿人，但連一根針掉下去都聽得見。外科醫生後方上面的架子放了一台收音機，但沒聲音。手術進行得很順利，才會聽到令人安慰的音樂聲，但今天沒有。手術室若響起「關掉音樂」幾個字，就表示手術不太順利，可能是割到動脈、出血、血壓突降或心跳停止。今天沒放音樂只是因為場面浩大。我跟一群醫學院學生和年輕醫師站在觀摩台上。大手術室擠滿人，就表示一定是有趣又具開創性的刀，這類手術通常會開放教學。現今，手術都會錄下來傳給世界各地的醫生，一方面用作教學，一方面也可尋求不同國家醫師的建議。洛杉磯的相關領域專家再也不需要離開洛杉磯去取經，所有過程都呈現在螢幕上，但主要觀眾還是在手術室裡的人，還有離實際手術不遠的人。大多數人都盯著螢幕，看醫生的手在病患體內扭擺，有如舞者的手，完美地在跳動的心臟周圍同步移動。亞倫的心臟在我眼前跳動，我想我從沒看過比這更美的畫面。幾年後，我當然看到比這更美的一幕：超音波影像上，我自己寶寶的心臟的細微搏動。

亞倫躺在手術室中央。他的身體此刻像一艘中空的獨木舟，醫生的雙手在他的體內。把手放進一個人體內，用指尖去觸摸他的心臟，暫時跟他合而為一，是多麼奇妙的一種特權。看著手術，我心想：醫生和病患多麼像母親和她尚未出生的小孩，短時間內共用一個軀殼，暫時合為一體。房間瀰漫著氯、漂白水和汗水的味道，還有一種奇怪的刺鼻金屬味，可能是血的味道。牆壁很乾淨，但我知道有一次葉克膜機（承載病患在某些手術期間的總循環血量）莫名裂開，結果牆上、天花板、員工身上和機器全都沾滿血。像在拍恐怖片。

我打了個冷顫，把視線集中在亞倫的一撮頭髮上。那提醒我，他不是一具待宰的屍體，而是一個熱愛天文、把他那台破破爛爛的Game Boy交給我「守護」的男孩。醫生整個身體停在亞倫身上不動，唯一在動的只有他的手和手臂。手術台周圍的其他醫生（我數過，總共四個）面對著他，其中一人拿著抽吸管，吸走執刀醫生手邊的血，好讓他看得更清楚。另一名醫師只是用頭上的大燈指著亞倫的體內。到處都是燈，而且熱得不像話，即便穿著輕薄的刷手服還是熱，但燈光永遠不夠。我看著外科醫生團隊（多半是灰髮男人，偶爾也有女醫生），想像拿燈的醫師目前來到醫師生涯的哪個階段。要怎麼從拿燈晉級到抽血，再到飛舞的雙手？想必得觀摩很久才能到達。我對外科手術深感著迷，尤其在這家三級教學醫院。這裡沒有什麼例行公事，就算有，也是在一個病情複雜而嚴重的病童身上完成的。

但今天我的觀摩對象不是醫生。站在醫生旁邊的是一個肩膀寬闊的女人，護士帽前的頭髮看得出來日漸稀疏，戴上雙層手套的手放在身體前面，手指張開，掌心朝下。她底下是一張擺滿金屬器具的長桌，閃亮的鑽石倒映在白森森的天花板上。執刀醫生或其中一名助理醫生不時頭也不抬地冒出一句話，她就會拿起一樣金屬工具遞給他（手術刀、線、手術鉗或止血鉗），把柄放到醫生手中，就像拿剪刀給別人一樣。有時，醫生還沒開口她就會遞出工具，如炬的眼神在兩人之間傳遞。她是刷手護理師。一樣工具用畢，刷手護理師就會轉頭對端著塑膠盤、站在她後方的護理師使眼色，後者再把用過的工具放在手術台後方的桌上。開刀房的東西都不能拿走，所有東西都要數過再數過。「以免醫生不小心把棉花棒留在體腔內，把手術刀留在肺裡，把紗布留在腸子裡。」隔天，刷手護理師用沙啞的聲音對我說：「但我們丟過更糟糕的東西。如果手術進行不順利，還會有人摔我的工具，把工具弄到不見。」

「摔？」

「醫生。甚至拿工具丟護理師。」她看著我，瞇著眼睛露出微笑。「這工作壓力很大。」我不知道她說的是真是假，或者她指的是醫生還是她的工作壓力很大，但我不敢追問。她眼中閃著光芒，只有靠近一點才看得到。以前我都沒發現。她的鼻側因為穿過鼻洞有個小孔，後來我才知道她是重型機車迷。她看起來一點也不像我印象中的護理師。累積足夠的經驗之後，我發現刷手護理師不適合我。如今，手術室護理師也得在不同單位輪調，包括外科住院櫃台、大手術室、恢復室和日間手術室，但在當時，刷手護理師一輩子都是刷手護理師，就像晚班護理師永遠都輪晚班。現在不同了，護理師得早晚輪調。我知道自己做事不是特別有條理，也不擅長長時間站著不動，而且手術室的高溫幾乎讓人難以忍受。但是在這個手術期間，我盯著刷手護理師的沉重雙手，看了好幾個鐘頭。那雙手有時靜止不動，有時突然無比果斷，幾乎有點蠻橫，然後又停住不動，跟外科醫生優美靈巧的手勢截然不同。

我看著她的眼睛，想像她看到的一切。她的視線偶爾停在眾人矚目的醫生上，但之後又越過房間，落在醫生後方的螢幕上（我看得出來她在留意病患的生命跡象），然後移往體外循環師（簡稱體循師，血液機器的專家）。體循師戴著彩色頭巾，坐在人工心肺機旁的凳子上，在寫字板上快速揮筆。人工心肺機看起來很有未來感，管子彎來繞去，很像遊樂園的花式滑水道。刷手護理師把頭微微一歪，瞥一眼門邊的助理護理師，還有器官捐贈的協調護理師。後者手中的盒子裡裝了另一個人的心肺。那是個方形的白盒子，上面寫著「人體組織」幾個字。刷手護理師的目光停在盒子上很久，才抬眼注視器捐協調護理師。某些訊息在兩人之間傳遞。當時我還不太瞭解是什麼，但感覺是很重要的事。這房間充滿了奇蹟：科技、外科技術、科學、機運，還有看在護理師眼裡的悲傷和失落。

器捐護理師站在生與死的交叉口上。他們要跟痛失至親的家屬談器捐程序，好讓另一個人活下來——讓亞倫活下來。這些年我聽過很多器捐協調人的故事。他們都是來自不同背景的護理師，專攻心臟移植、活體捐贈，或是扮演不同器捐過程中的相關角色。他們幫忙協調捐贈者和受贈者的時間，二十四小時在手機旁待命。儘管如此，英國每天都有人因為等不到捐贈器官而喪命。器捐應該變成義務，除非當事人拒絕。沒有拒絕，就是接受，跟其他國家一樣。一個人臨死前若願意接受器捐，就應該登記成為器捐者。誰寧願死也不願接受器捐？沒人應該因為等不到埋在地底腐爛的腎臟而死去。宣布腦死之後，心臟還能跳動七十二小時。這時，器捐協調護理師會跟捐贈者的家屬討論，讓他們理解雖然心臟仍在跳動，但他們的至親已經死亡。若他們選擇不要器捐，或希望等到心跳完全停止再捐贈（這時可能還可以捐出心臟瓣膜），護理師也會尊重他們的決定。器捐者或許能幫到許多人：一顆腎臟給南安普頓的洗腎病人，另一顆給布拉福的腎衰竭小朋友；肝臟給鄧弗里斯正在康復中的酗酒者，還有骨頭、肌腱、軟骨、皮膚、角膜、胰腺、肺臟、心臟，全部摘下送給亟需器捐的病患，其中有些人除非接受器官移植，否則只能等死。有什麼比這更好的禮物？也有人身體健康卻為了救人而捐出一顆腎臟。如此高尚的慈悲，我難以想像。

你很難在受贈者這邊看到器捐協調護理師。通常捐贈的器官放進裝營養液的袋子之後（看起來像半融化的思樂冰），會由醫院快遞送來。家屬若同意器捐（或像在許多國家，病患死前就已同意器捐），在程序進行前，會先化驗並讓家屬道別。器捐協調護理師會盡可能不讓家屬覺得時間緊迫。舉例來說，美國的器捐護理師有時還會為病患壓手模留念，甚至讓家屬把寵物帶去醫院。摘除器官時，護理師也會陪在器捐者身旁，照顧死者，陪伴死者的家屬。雖然捐贈者成了空殼，他們的部分器官卻在另一具軀殼裡重獲生命。

我站著不動，最後腳趾都麻了。包括刷手護理師在內的團隊換了三班，整個過程很漫長。雖然第一次累成這樣，也是我第一次頭腦如此清醒，眼睛睜得那麼大。

術後才幾個禮拜，亞倫就好像變了一個人。他的皮膚變亮，氧氣管拿掉了，帶痰的猛咳聲也不見了。他的病房擺滿書、遊戲和卡片。

「我好愛草莓冰淇淋。」他說：「以前我從來不喜歡，但現在就算吃一整天也不會膩。早餐、午餐、晚餐，三餐都吃，還有點心。」亞倫用意味深長的眼神看著我。他相信自己接收了捐贈者的個性和情感。用來治療囊狀纖維化的其實是捐贈者的肺臟，亞倫心心念念的卻是附帶的心臟。

心臟不只是一堆肌肉、細胞和瓣膜而已；亞倫並非唯一這麼認為的人。布魯斯．胡德（Bruce Hood）是布里斯托大學的認知神經學家，他測試了捐贈者的背景可能對受贈者的影響，發現受贈者對殺人犯的心臟出現壓倒性的負面反應。第一次讀到這項研究時，我懷疑自己會不會接受殺人犯的心臟？更有甚者，如果我對殺人犯心臟的負面感受果真改變了我的個性，造成改變的原因真的可信嗎？

醫生對於心臟埋藏了記憶，以及支持此論點的證據多半存疑。他們認為，心臟不過就是一團神經、肌肉和化學物質。有項研究調查了四十七名跟亞倫一樣的心臟移植患者，發現即使有百分之十五的患者覺得自己的個性在移植手術後產生改變，追根究柢也是因為他們經歷了生死交關的痛苦事件，至於心臟與情緒息息相關的說法，多半只是以訛傳訛。

然而，四千多年來，藝術、文學和哲學一直在為心臟尋找更大的意義。古埃及人相信心象徵真理。他們會在人死後把死者心臟與「真理之羽」放在天平上秤，如果兩者沒有等重，心臟就會被惡魔吞噬，死者的靈魂將永世不得安寧。在這個「後真相」的世界，我很好奇靈魂在我們死後將何去何從。我們沒有東西拿來跟心臟秤重。

護理師不會刻意去尋找意義，意義卻是我們每天的工作不可或缺的一部分。護理師確實會使用心的語言。我們瞭解、也會用「心碎」來形容病患，很多護理師都親眼目睹過。而最好的護理工作來自內心，而不是大腦。

亞倫央求我幫他寫信給捐心臟給他的男孩的母親。信件不能直接送到對方手中，但器捐協調護理師會去詢問對方想不想讀這封信，如果想，協調護理師就會在恰當的時間把這封匿名信轉交到她手中。幫亞倫寫這封信已經是二十年前的事了，但我至今記得那些讓我捧腹大笑的句子：「妳兒子喜歡草莓冰淇淋嗎？」還有讓我哭出來的句子：「妳兒子死了，我卻能活下來，實在太不公平了。我保證我絕對不會忘記他，永遠都不會。」

我想起刷手護理師和器捐協調護理師之間交換的眼神。我想起護理工作，有時是刷手進手術室、遞工具給醫生和清點棉花棒。有時是綁好醫師手術袍的帶子，有時是在醫生還沒開口就遞出他要的工具。也有時候，是認出悲傷和失落，幫助一個青少年寫一封難以下筆的信。

輪班結束時，亞倫的母親告訴我，他一直都喜歡草莓冰淇淋，但後來因為乳製品會增加黏膜分泌的症狀才避開。

他母親笑得合不攏嘴。「現在亞倫想吃多少草莓冰淇淋都沒問題了。」

7 活著，是如此怵目驚心*

有愛的地方，就沒有黑暗。——蒲隆地諺語

護理及助產工作職業規範中列出一串護理師應該遵守的規則。我非常認真看待這些規則，有時當然也會自覺或不自覺地偏離規則。對於我這樣熱愛分享的人來說，這套規範最難拿捏的部分就是有關隱私的規定。但身為護理師，我仍然受這套規範的驅策，並在確認自己保有專業並恪守護理助產協會（NMC）制定的標準時稍稍寬心。

五・一：照顧病患時，各方面皆尊重其隱私權。

*譯註：美國女詩人艾蜜莉・狄瑾蓀的詩句。

護理師和助產士有責任保護患者的隱私，包括告知他們所受的照護，並確保這些資訊都妥善傳達。

分享病患的資訊時，我一向很小心。但我成為合格護理師、到另一家醫院工作的同時，也在努力取得專科護理師的資格。我照顧的病患剛動完肝臟手術，很快我就發現肝病患者流血的方式非一般人所能想像。那畫面很慘烈，完全超出我的舒適圈，周圍的護理師卻一派輕鬆。當其中一名護理師翻起商品目錄，另一個輪晚班時還叫外賣進來，我便心想：「也太輕鬆了吧。」我的皮繃得比較緊，整晚陪在病患旁邊，拒絕她們遞來的點心。我究竟到了什麼樣的地方？

發現病患的記錄表上血跡斑斑，令我驚駭無比，用手抹掉之後，我請護理長過來看。「有人在這裡留下血跡，」我說：「想想要是家屬看到會怎麼樣？」

她低下頭，然後笑了。「哦，那不是血啦，是千層雪糕。主治醫師有次巡房時正在吃雪糕，雪糕不小心從他嘴裡掉出來。」

我愣了好幾秒，一句話都說不出。那時的我當然不知道，但後來那個吃千層雪糕的醫生成了我的伴侶，還是我孩子的爸爸。

那天稍晚來了一個看起來比較明理的醫生。謝天謝地！他穿著潔白如新的長袍，一臉熱誠，到處走動巡視病房。當他看著我時，護理站的護理師都埋頭在看目錄。

「要我帶你繞一圈嗎？」我問。

他點點頭。「那就太好了。」

我在病患之間穿梭，描述他們的病情和治療計畫，把檔案上的必要資訊講給他聽。他看看記錄表再看看病患，然後移往下一個病患。最後我們走到我照顧的病患前。我有股衝動想告那個竟然一邊巡房、一邊吃千層雪糕的糟糕醫師的狀。這時護理長對我大喊，她怕我大嘴巴。結果那名醫師跟我道個謝就走了。我不怪他。

護理長走過來，眉頭皺到都快打結了。「妳跟他說了什麼？」她問。

「我看妳們都在忙，所以我就跟他報告病人的最新狀況。小小巡一下房。」

她呻吟一聲。「天啊，我得寫事故報告了。」

「什麼意思？」

「他不是醫生。」

我看著在他身後關上的門。「怎麼不是？他穿白袍啊。不然他在這裡做什麼？」

她指指護理站那些被護理師打開的大保麗龍盒，裡頭是雞腿和一籃籃的雞翅。「他是送外賣的。」

我的下巴掉下來，好像嘴裡塞了太多千層雪糕。

「他是炸雞店的人。」

我愛上了吃千層雪糕的醫生，卻沒愛上外科護理工作。後來，我發現外科是我最不喜歡的護理類型，原因有幾個。外科的工作量時多時少，步調說變就變。從我在神經外科工作、照顧動過複雜心臟手術的寶寶開始，從沒習慣那種極端的工作步調：術後病患馬上送進加護病房，之後則是單調安靜的復原過程，有時甚至還很無聊。但情況又會突然生變，連喘口氣都很難。病患可能大量失血走掉，任何手術之後也可能內出血，需要馬上送回手術室讓醫師處理。外科病患的結果好壞，幾乎全賴外科醫生的技術，護理師雖然對病患的經驗有很大的影響，手術成敗終究才是關鍵。

但什麼事都有例外。我的朋友嘉比是外科資深護理師。護理師的等級是根據名為「級等」(bands）的薪級表而定。剛拿到執照的護理師從最低的五級開始，最高到八級，也就是護理顧問之類的職位。嘉比是第六級，但無疑很快就能晉升管理職。她通常是輪班負責人，很適合當軍師，對病房裡的一切瞭如指掌，工作規畫一絲不苟，也能根據結果和突發事件靈活調整。

外科護理的工作就是管理可能的併發症和意外事件。外科護理師都是風險管理師，擅長決策以及決定事情的優先順序。他們必須是評估高手，隨時要注意各種變化。例如出血多半都是內出血，從外表無法一眼看出，但外科護理師知道要注意腹部有無發亮，也要當機立斷，把醫生從手術室叫來查看病患。有經驗的外科護理師都知道，對話、往上報，以及用適當的話語讓醫生發現問題，可能挽救患者一命。

韋伯先生今年六十八歲，因為結腸切除術住進外科病房。醫生切除他的部分結腸，以治療大腸癌。這個病房都是韋伯先生這樣的病患。嘉比就在這裡工作，這間外科病房的護理師個個看起來都很能幹。每間病房都會發展出自己的管理、帶人和指導文化。看看那裡的護理長，就會知道其他護理師是黑臉還白臉。手術本身很重要，術後也一樣重要。造口照護護理師，對術後必須裝造口袋的病患更是重要。她的工作很實際，包括示範如何照顧造口、更換造口袋、處理大大小小的事務。這種經驗想必很難熬，她能提供病人諮詢和心理上的支持。不過，韋伯先生並不需要造口照護護理師。他移除了癌細胞，但是並不需要裝造口袋，手術也非常成功。沒想到術後隔天，他太太著急地向護理師求助。「他不太對勁。」她說。

嘉比聽出她語調慌張，她跟這家人已經很熟了，知道事情非同小可，因此馬上放下手邊的事去看韋伯先生。她瞄一眼他的腹部（沒有亮亮的）、排泄物（未滿）和臉色（不太妙），甚至還沒做出評估，就叫床邊護理師去辦公室把醫生找來。韋伯先生的呼吸怪異，節奏奇特，忽快忽慢，雙腿做著踩腳踏車的奇怪動作。嘉比跟他說話時，發現他的臉不對稱。韋伯先生只能發出聲音，無法確實回答。

幾分鐘後醫生抵達時，嘉比跟韋伯太太直言：「我知道這一切看起來很嚇人，病床周圍有好多事要進行，但我們必須評估妳先生的狀況，必要的話要盡快治療。」

韋伯太太反覆詢問她丈夫的臉是怎麼回事。

「現在說還太早。」嘉比說，手圍住韋伯太太的肩膀片刻，然後調高韋伯先生的氧氣量。「妳可以呼叫急救小組嗎。」她對另一名護理師說。

急救小組抵達時，韋伯先生的奇怪姿勢和紊亂呼吸顯得更令人擔心。他太太站在床尾淚汪汪地講電話，我聽到她抽抽噎噎的說話聲。「但他明明好好的，他們都說他沒事。」

醫生把鼻咽人工氣道插入韋伯先生的鼻腔，保持他的氣道暢通。韋伯先生沒有試著（或沒有力氣）拔出管子——不妙的徵兆。嘉比帶韋伯太太到辦公室向她解釋，避免她看到她先生需要扎的針、做的緊急處理和掃描。韋伯先生的掃描顯示他有中風跡象。治療方法很難抉擇。治療中風的藥物有些會導致出血，而韋伯先生剛動過手術，風險更高。然而，他還是被送往超急性中風病房做可能的治療或保守處理，專科醫生屆時會做出決定。

他很幸運。超急性中風病房可以降低死亡率和長期失能的可能。中風患者約有一半活不過一年。根據中風協會最新的報告，英國每年有十萬人中風，相當於每五分鐘就有一個人中風。

內科病患不是緩慢好轉，就是持續惡化，而內科護理師也跟外科護理師截然不同。病房的風景並無二致：長形房間，中間是護理站，兩邊有病患和員工廁所，浴室有紅色緊急求救鈴，急救推車旁是一台大型病歷推車。儀器室裡有座椅式便桶、起重機和點滴架。另外還有髒兮兮的洗滌室、治療室，以及家屬休息室。但普通外科病房在四樓，旁邊就是手術室、恢復室和加護病房，而內科病房卻是在十樓。搭電梯要好久才會到，而且幾乎每層都停。一名孕婦走出五樓去看婦產科。一家人從六樓魚貫而出去看神經科。一名拿著寫字板的醫生在七樓的心臟科走出電梯。有個女人到八樓看呼吸科，另一人到九樓看耳鼻喉科。戴著果凍狀眼罩的男人顯然要去樓上的眼科。

內科病房是一家醫院的基本組成。中風之類的併發症可能發生在外科，長期的復原過程卻是在內科進行。內科護理可能是急性也可能是慢性，但重點都藏在細節裡。此外，就像內科醫生不同於外科醫生，內科護理師也跟外科護理師、醫護助理或急救護理師不同。原則當然都一樣，但護理工作就像是有不同腔調的一種語言。

我喜歡急救護理師的工作，既可以看到各種類型的病患，又能在醫院四處走動。現在，我的工作時間變短了；對一般人來說算正常，對護理師來說算短。這不是傳統護理師扮演的角色，但愈來愈多傳統護理工作交由無照護士負責。護理師和低階醫生的界線日漸模糊，而政治力量也在催生高階護理師，但背後的動機未必是為了病患，而是為了節省支出。由護理師來做醫生過去可能做的工作更加省錢。護理師幫病人打點滴、抽血、分析驗血報告，甚至插管和插動脈管；他們有自己的麻醉藥單，在一些由護理師帶領醫療團隊的病房，護理師甚至要跟醫生一起輪班。

另外還有護理師開設的診所，也有執業護理師專門照顧在等葉克膜的成人病患。護理師診斷、治療、開藥，帶領心跳停止急救團隊，指導醫生進階維生課程並給予評核，拿的卻是護理師的薪水。但真正費心費力的工作，才是護理工作的核心：換床單、做記錄，幫助病患喝茶、坐馬桶，或是聽他們說話。我們很容易忘記護理是什麼、意味著什麼，忘記提供照護的重要性。護理師過去做的傳統工作常由醫護助理代勞。這個病房想必就是如此。除了跟我一樣的訪客、感染控制護理師、藥劑師和理髮師以外，我看到的都是醫護助理：一小時只拿七．八七英鎊的無照護士（最低時薪是七．五英鎊）。醫院建議護理師或醫助的工作包括：幫病患清潔更衣、進食、如廁、讓病患舒服一些。這些工作是大多數病房的核心護理工作，往往也是病患照護和照護經驗最重要的面向。慈悲、愛心、同理心、維護病人尊嚴，這些都是優秀護理師該具備的特質。

葛萊蒂躺在內科病床上，每幾分鐘就放聲大喊。她拒絕使用座式便桶，此刻卻對醫護助理喊：「我大便了，我大便了！」助理們衝進門，捲起袖子。

「妳有時間幫我們忙嗎？」法蒂瑪問我，順手把簾子拉上。

幫人換床單是多麼不簡單的一件事。那味道讓我飆淚。雖然護理師會漸漸習慣各式各樣的味道，但在兒科病房待久了，大人嘔吐、大便和出血的猛烈程度，總是讓我吃不消。有一次我甚至逃出病房（而且一輩子愧疚），因為有個男病患腹部阻塞，嘔出自己的大便。有的病患有結腸造口，有的有迴腸造口（小腸的造口）；有的從氣切造口噴出濃稠的綠色分泌物。還有黃色的陰莖分泌物或灰色的陰道分泌物，但最可怕的味道還是胃出血導致的黑色便。此外，還有胃造口感染；腿化膿，褥瘡大到可以塞進一個拳頭，連骨頭都看得見。

身上流出綠膿，布滿膿包的傷口爆開，像放了一年、味道如美乃滋的膠水。我甚至看過跟卵巢一起摘下、保齡球大小的瘤，裡頭有頭髮、牙齒和骨頭，屬於標準妊娠細胞的可怕變種（畸胎瘤）。而當下負責清洗、幫患者換上乾淨衣服、清理體液、打開窗戶、噴灑空氣清新劑的人，就是護理師。

但無論我看到、摸到或聞到什麼，無論當下有多難熬，畫面中央總是有個害怕又難為情的病患。護理師都是玩牌高手，知道這個時候不能吸氣，不然就要不動聲色地閉氣，表情淡定，不讓病患識破。護理師必須忍受身體可怕的一面（也是人的一面、有血有肉的一面），免得患者胡思亂想，覺得自己尊嚴盡失而變得脆弱不堪。脆弱讓我們團結在一起。在疾病面前捍衛尊嚴，是護理師能給予病患最好的禮物。這讓我想起護理及助產工作職業規範的第一章第一條：護理師必須「用慈悲、尊重和愛心來對待病患」。

關於尊嚴的哲學論述很多，例如康德就談過人人都有與生俱來的同等價值。尊嚴也是大多數宗教信仰的核心概念。新教和天主教會都主張，依上帝形象所造的所有人類都有自己的尊嚴。至於伊斯蘭教，據說穆罕默德先知說過亞當是依照上帝形象所造。人類尊嚴（或 kevod ha-beriyot）也是猶太教的核心思想。尊嚴和崇高的理想都是人類與生俱來的權利。尊嚴也有政治的面向。《世界人權宣言》聲明：「全體人類都生而自由，享有平等的尊嚴和權利。」失去尊重，剝奪他人的尊嚴，過去也曾導致泯滅人性的種族大屠殺。

「我大便了，我大便了！」葛萊蒂叫個不停。她顯然很難受，身體弓起又扭來扭去，把排泄物和味道散播得更遠，弄得全身都是糞便。我記得很久以前學過布里斯托大便分類法，圖表上秀出不同種類的大便供人參照，用來評估個人健康狀況。縱使有圖表、準則和分類，實際遇到還是讓人措手不及。葛萊蒂有布里斯托分類表的各種大便，而且同時出現。顆粒狀、塊狀、邊緣凹凸不平、水狀的大便溢出失禁墊，噴到她的背上和枕頭上。她的頭髮也有綠色污點。軟便噴得到處都是，連我們的臉都快遭殃了。我強忍住想吐的感覺。

「葛萊蒂，我們是來幫妳的。」法蒂瑪盛了一盆溫溫的肥皂水，把手肘浸進去，像在幫嬰兒試水溫。葛萊蒂看看她，定住不動，彷彿這觸動了她的某段記憶。葛萊蒂跟很多人一樣得了失智症。英國的失智症人口，據估計到了二〇二一年就會達到一百萬。失智症是很殘酷的一種病，會導致記憶喪失、個性改變、精神錯亂和出現幻覺。那一定像是活在可怕的噩夢中。

葛萊蒂不斷問起她的朋友朵妃，她的記憶被困在某處，忽隱忽現，順序混亂不清。後來法蒂瑪告訴我，朵妃住在澳洲，六十年前，她跟葛萊蒂曾在學校餐廳一起當廚師。葛萊蒂愈是沮喪，就會愈往回憶裡縮。你無法真的「重返過去」，因為每次離開，新的經驗就會改變你。但在某方面來說，失智症能讓你「重返過去」，回到過去的某段時光。這也算是痛苦經驗中一種奇怪的慰藉。

「朵妃來了嗎？我們要遲到了。現在幾點？」

我把葛萊蒂的一隻腿疊在另一隻腿上，雙手按住她的臀部和肩膀，輕輕把她轉向我。護理師都有背痛的毛病。背部拉傷和背痛占國民保健署所有疾病的四成，光是護理師請的病假就相當於四億英鎊，若把醫護助理加進來，可達到近十億英鎊。抬動病患時，會造成肌肉骨骼損傷，而護理工作又是體力活。如今，醫院當然提供了大量訓練和器材，讓護理師把徒手照顧病患的工作降到最低，也避免醫院因人為疏失而挨告。但碰到像今天一樣人力不足的狀況，根本找不到人幫忙移動失禁病患，也找不到升降機可用，因為機器早就壞了，又沒空通報。當病患的肌肉因為生病、用藥或衰老而使不上力時，護理師就得充當他們的肌肉，冒著弄傷自己肌肉骨骼的危險，一再重複一些小動作：法蒂瑪去裝水時，我拚命抓住葛萊蒂不放。葛萊蒂突然抽搐時，我按照所學，沒讓她摔下去。她臉上滿是羞愧和沮喪，雖然我的背陣陣刺痛，但當下我的判斷是：為了不讓這個可憐的女人摔下去，弄得全身都是大便，我痛一下也值得。有一天，我可能也是葛萊蒂。你也可能是。

葛萊蒂的皮膚很脆弱，破皮就麻煩了。小小的割傷沒癒合就可能變成褥瘡、瘀青或傷口。她的臉在我的肚子上方擺盪，當法蒂瑪開始幫她清洗時，她抬頭看我。法蒂瑪拿了一個醫療用的黃色大垃圾袋和一包濕紙巾。她幾乎用掉半包，垃圾桶全是髒污的濕紙巾，盆裡的水也愈來愈髒。

「妳還好嗎，葛萊蒂？」她問：「再一下下，妳就舒服了。」她走去把髒水倒進馬桶，換上乾淨的肥皂水回來，一樣用手肘試試水溫，再次擦洗葛萊蒂的背，同時不忘把床單拉直，免得突起或皺褶導致皮膚問題。我們合力把葛萊蒂轉回去，重新放好枕頭，然後稍微升起床頭。

我瞄瞄手錶，暫停一會兒，葛萊蒂仍然緊握著我的手。她望著窗外，像在神遊，不再大呼小叫，呼吸也變得平穩，聞起來像個新生兒。

有一小段時間，她似乎頭腦清楚了，還跟我道謝。「我覺得好多了。我們沒遲到，及時準備好了。朵妃隨時會到，可不能讓那些孩子餓肚子啊。」她回過頭，視線越過另外幾張床，越過模糊不清的窗戶，投向窗外的天空。「幾點了？她快來了嗎？」

我告訴她快五點了。

「真的？已經這麼晚了？時光飛逝。」她看著我。「時光飛逝啊。」

我照顧過外科、內科和精神科的病患，嬰兒、小孩、孕婦都有。後來我發現，我最喜歡的護理工作結合了各個專科：外科、內科、兒科、成人、心理衛生。最後，我在加護病房找到我的歸屬。在那裡，我遇到了湯米。

湯米不想看到太陽。「好美的景色啊。」我望著窗外說。我們在九樓，一排病房的中間，灰濛濛的倫敦上空的日出美極了。但每次我拉開窗簾，湯米就閉上眼睛，皺起臉。他今年九歲，因為車禍摔斷了脖子和骨盆，脖子以下癱瘓。他裝了氣切管，所以嘴巴發出的聲音難以辨認，只聽得到一次又一次的刺耳呼吸聲，也看得到他哭喪的臉。

我一連幾個晚上照顧他，而且持續好幾個月，往往十二個半小時期間只有我跟他兩個人。湯米有一頭刺刺的黑髮，他父親每天早上都會幫他抹髮膠，弄得他枕頭上都是黏黏的污漬。他的床邊有個小桌子，桌上有一張湯米、他爸媽和表兄弟去度假的照片，幾個人用彎彎的長吸管喝椰子汁；另一張相片是戴著釘扣項圈的貓。還有一台轉到Kiss FM頻道的小收音機。此外也有一堆書，每本都蓋著「灰石小學圖書館」的章，而且都過了還書期限。他母親看見我在翻閱桌上的書。「那所學校很棒，」她說：「湯米超級聰明，每科都拿A。不像我，中學會考沒過。他可是要進攻牛津的呢，對吧，湯米？而且他超迷足球，跟他爸一樣。」我看她嚥下口水，看看她丈夫，再看看湯米。

湯米慢慢眨眼，然後哭了起來。

我很好奇他以前是什麼模樣。我總是想像我照顧的病患過著什麼樣的生活，從中尋找能幫助我照顧他們的線索。我會想像現在的狀況對病患整個家庭造成的影響，比方湯米父親的鑽油工作（一去就是好幾個禮拜）、他母親的支持網絡，還有他們夫妻的關係、適應力和期望。

照顧湯米就表示，我必須盡可能找出能幫助他和他家人的所有線索。這是一連串持續性的工作，每個小時都不能馬虎。我記下量測數字和呼吸器設定，全部用不同的色筆寫在一張海報大小的圖表上。我將點連成線，尋找其中的規律：體溫一直上升，血壓一直升高。像湯米這樣的脊髓病人，都有自主神經反射異常的危險，也就是身體對受損脊神經的異常反應，最後導致嚴重高血壓。那可能是便祕或導尿管打結這麼簡單的原因造成的，因此用心照顧病患就很重要。我密切注意他的狀況，避免並隨時留意這類危及生命的緊急徵象。照顧湯米也包括親密的照護。我幫他擦澡，翻轉他的身體，免得他固定一種姿勢太久而生褥瘡。湯米的身體狀況已經穩定下來，但身上有很多支撐骨架的金屬製品，未來也還需要動骨盆手術。一切都很脆弱。一個小細節不注意，後果就不堪設想。比方我會定時注意他的襪子沒有皺起來。雖是小事，卻可能有嚴重影響，尤其他現在對抗藥性金黃色葡萄球菌這類病菌的抵抗力很差。我餵他吃東西。湯米目前還不能用嘴巴進食，所以我會把一大袋看似牛奶的營養品吊起來，透過一根叫胃造口的管子送進他胃裡，投藥也經由這根管子。

然而，儘管我負責照顧他的身體，但最需要照顧的其實是他的心靈。表面上都是體力活，其實我為他做的卻是心理健康的照護。其中最有幫助的工作，是跟湯米建立互信的治療關係，還有聽他說話。真正的傾聽。

我們透過感受交談。當他用唇語說想回家時，我告訴他：「我不驚訝。是我也會想，你一定很想念車禍前的生活。」

他緊閉雙唇片刻，沒人對他說過這種話。大家都跟他說這一天很快就會到來，等他好到一個程度，就能回家看自己的房間，見到朋友。但我聽出他真正想表達的意思。我知道他想回家，其實是想回到過去的生活，而不是實際的家。

「但我希望你不要老是往這方面想。我相信你不會的。這件事太可怕了，我甚至無法想像你的感覺。我會盡我所能，陪伴你度過每個鐘頭、每分每秒，哪怕是讓你好過一點點都好。」我邊說邊撫摸他的頭髮。「我在你身邊，就在這裡，整晚都會陪著你。」這還是不夠，但那是我能給他的一切。

那晚我念書給湯米聽，許許多多他睡不著的夜晚也是。他的眼睛在幾近全黑的房間裡睜得好大。我們一起看《哈利波特》，故事往下念，他的眼睛逐漸閉上：稍微從現實逃脫。湯米需要呼吸器。摔斷脖子代表他無法再自主呼吸，因此狀況雖然已經穩定下來，他還是住在加護病房。湯米有各種複雜的需求，或許要好幾個月才能出加護病房，甚至要好幾年才回得了家。他感染了綠膿桿菌，脖子聞起來像下水道，氣切管流出綠膿，咳嗽咳出綠痰，另外還裝了結腸造口袋和導尿管。

我坐在他的病房外面，聽著機器喀嚓喀嚓的運轉聲。湯米成了半人半機器，靠著科技支撐，全身上下只有頭能動。這樣的世界讓人覺得殘酷。我聽著他母親說話，不知道她要怎麼面對這一切。湯米的父親外出工作時，多半時間只剩下她一個人。她也受憂鬱症所苦。「她情緒不穩已經很久了。」他父親告訴我：「我們的狀況一直不好。但也許這種事可以幫助我們把眼光放遠。這種事情會把人的距離拉近。發生了這種事，你才會知道自己有多幸運。」我想點頭表示認同，但實在很難。湯米發生的意外治不好他母親的憂鬱症。病重的孩子只會對她脆弱的神經造成更多壓力，還有他們家的經濟、一家人的關係。病童是第一個倒下的骨牌。

湯米在醫院度過十歲生日。護理師在員工餐廳的底層壁櫥找到聖誕金蔥彩帶，拿來布置他的床位，用醫療膠帶在他的金屬床框和呼吸器黏上卡片。有位護理師買了氣球，趁放假灌了氦氣帶來。但氣球在加護病房的冰冷光線下顯得淒涼，太亮、太過塑膠，一切的一切（甚至生命）都顯得人工。兒科加護病房裡數一數二資深的護理師崔西從自家花園摘來鮮花，各種顏色和大小的花朵錯落紛雜。她把花插在呼吸器上方的小塑膠杯裡。「好多了。」我說：「看看那些美麗的花，湯米。多美啊。」湯米看一眼就閉上眼睛。

今天值班的護理長走過時卻說：「崔西，不能在這裡放花，嚴格禁止。」

崔西哼了一聲，把花從呼吸器上方移到附近的桌上。我看見她湊近湯米。「我的小帥哥今天生日，有花是應該的。」她說，親一下自己的手指再去摸他的臉。「兩位數嘍。才十歲就有女生為他傷心。」她很愛他，我們都是，他陪伴我們好一段時間了。但最愛他的還是崔西。她整天跟他說話，連幫他洗澡、抹乳液、拉伸腿時都在說，配著收音機播放的足球賽事或舞曲音樂。她跳舞逗他開心（但跳得很糟），雙手在空中擺動。那是我唯一一次看見湯米笑出來。

湯米的床尾擺了一堆玩具，很多是護理師送的，但他爸走進來時也抱著一大袋禮物。「我們的小壽星！」他親親湯米的臉，父子倆交換微笑。「今年你表現得很好。」他一一拆開禮物堆在床上，直到湯米睜大眼睛為止。

湯米睡著之後，他父母還留在病房裡。「他想要腳踏車。」他母親說：「我答應他十歲生日要送他的。他想要腳踏車好久了，但我不想寵壞他，叫他要等，因為那是很特別的禮物，要等到特別的生日才能拿到，而且要表現良好才行。」她彎下腰，抱著肚子。

我觸碰她的肩膀。「請保重。」我說，淚水刺痛我的雙眼。任何人都不該承受她所受的痛苦。

湯米的父親搭住她的肩膀一按。「這只是暫時的。總之，我是這麼想的。他很勇敢。」他說：「我知道他可以再度走路的，我就是知道。醫生的診斷常常都不準。你也知道美國有各式各樣的療法。必要的話，我可以值兩班工作，錢的事不用擔心。他很快就會回到足球場上，對吧？」

他回頭看湯米，只見他在一堆儀器中睡著了。湯米的母親眼神直直穿透我。但他父親轉向我緩緩點頭，彷彿希望有人附和。

但我只能把刺痛雙眼的淚水往肚裡吞，硬是擠出笑容。我別過頭，凝視著崔西帶來的野花——自然的顏色。

8 用大愛做小事*

生命就是不斷超越自我，使之永恆不朽，如果只是維持現狀，活著只是不死罷了。——西蒙・波娃

多數時候，我都看著病童母親的臉，注意我之前沒發現的細節：她眉毛的弧度，眼周通紅，緊咬著牙。但看起來最悲傷的卻是黎安娜的爺爺。他的臉就像沒燙平的亞麻布，皺紋深陷。

黎安娜能歌善舞，又會演戲，兩歲就去上當地的戲劇學校，空閒時間都跟住在附近的爺爺一起去看歌舞片。她放學後常去找他，兩人匆匆把功課寫完，趕著坐下來看貓王的早期電影，或是《南太平洋》、《窈窕淑女》、《歡樂滿人間》這些經典名片。她母親告訴我，黎安娜的房間裡都是爺爺給她的紀念品，從他開始跳踢踏舞的時代開始：他看過的表

演票根、用磨破鞋帶綁在一起的舊舞鞋（掛在她房間牆壁的吊鉤上）、他在博格諾里吉斯（Bognor Regis）的聖誕童話劇演出時戴過的禮帽、舞台燈光的加框執照、《萬花嬉春》裡的雨傘（他跟她說是戲裡的其中一把）。

黎安娜有一個裝滿戲服的大衣櫃，每次表演她爺爺都會參加。裡頭有亮晶晶的舞衣（在地毯上留下一層金色碎片）、翠綠色的美人魚裝、多層次的白色芭蕾舞裙。她的被子上是芭蕾舞伶輕舞而過的圖案，床邊則是她最寶貝的收藏：一個小小的發條音樂盒。有個舞者在音樂盒上旋轉，每天早上醒來，黎安娜都喜歡轉緊發條。這個儀式對她父母來說，已經成了背景音樂。

她母親第一次察覺不對勁，就是因為沒聽到音樂盒的聲音。早晨起床靜悄悄，沒聽見平常從黎安娜房間傳來的叮叮噹噹聲。他們走進房間察看，發現她睡得很熟，只是她睡得比平常久，卻反而更累。他們認為是黎安娜半夜起來上太多次廁所的緣故。「睡前不要喝那麼多牛奶。」她母親提醒她，心裡不免擔心。黎安娜本來就很嬌小，現在身上的衣服又更鬆了。

*譯註：德蕾莎修女的名言，原句為：「不是每個人都能做大事，但我們能用大愛來做小事。」

有天早上，黎安娜開始喊肚子痛、不舒服。爸媽去上班時，爺爺在家陪她。爸媽下班回家後，黎安娜一臉疑惑，好像不認得他們。她母親在腦中分析原因。黎安娜今年七歲。房間有去光水的味道，是不是她從浴室把它拿到房間時，不小心灑了出來？她重複塗指甲油，或許吸進了很多毒素。還是她在學校被霸凌了？最近她甚至對唱歌跳舞和演戲失去了興趣，原本活潑又自信的小女生，突然間變得很安靜。他們擔心以後再也聽不到音樂盒的聲音了。

我想起我女兒的音樂盒：她喜歡看小小的芭蕾舞者轉圈圈，眼睛睜得大大的，看得如痴如醉。

黎安娜的情況甚至更加惡化，呼吸開始變得又淺又快。急診室醫生快速行動，調出病歷，幫她驗血。「她有糖尿病。」他們對她父母說，是一種叫「糖尿病酮酸中毒」（DKA）的病。醫生把她轉到兒科加護病房，我跟特瑞莎在這裡第一次見到她。特瑞莎幾個月前才從菲律賓來到此地，正在熟悉環境，由我負責帶她。

從一個跟在資深護理師屁股後面學習的新人，到變成可以帶人的老鳥，中間的轉變，我幾乎渾然不覺。但往上爬就表示要擔起教人和帶人的責任，以及指導保健署從印度、歐洲或菲律賓招募來的外籍護理師。指導外籍護理師跟指導本國護理師很不一樣。跟我共事過的菲律賓新進護理師，在家鄉多半是資深的護理管理人員，經驗遠比我豐富。即使我把他們已經知道的事再說一遍，他們還是面帶微笑。我們都知道，醫生和護理師學習團隊工作的最佳地點不是課堂，而是實際的經驗；康德說得好：「我們所有的知識，無疑都始於經驗。」

「糖尿病在我們家鄉變得很普遍。」特瑞莎告訴我。

「每個地方都是，」我說：「至少第二型是。」糖尿病最初是在西元前一五五〇年代被發現，當時的醫者觀察到身形憔悴又頻尿的患者尿液周圍總是有一堆螞蟻。光是英國，糖尿病患者估計就有三百九十萬人，人數增加的速度快得驚人。第二型糖尿病的治療方法有些有趣的發展，例如萃取巨大蜥蜴的毒液。Exenatide在二〇〇五年被核准研發。雖是合成藥，卻是從希拉毒蜥的唾液中萃取出來的。然而，黎安娜得到的是較少見、危險性更高的第一型糖尿病。

黎安娜的父母心急如焚。「我們沒發現。怎麼會沒發現呢？她喝那麼多牛奶，那麼容易口渴，又吃那麼多，卻還變瘦。」

「不是你們的錯。」我一再跟他們說：「不是你們造成的。」黎安娜是我照顧的唯一一個病人。兒科加護病房通常都是由一名護理師照顧一名病童。黎安娜需要各種不同的治療：注射胰島素、輸液復甦、注意血鉀、仔細監測，因為一旦錯過治療時機，即可能造成致命的傷害。

她爺爺不發一語，看著黎安娜急促的呼吸，眼神充滿痛苦和自責，不時搖頭。

「我們會緊盯著她的狀況，固定量體溫和血壓，檢查血氧濃度。她呼吸急促是因為努力要呼出二氧化碳。這是好跡象，表示她正在對抗疾病。」

糖尿病酮酸中毒的小孩要是代償失調，不再努力穩住血壓，撐住生理機能，就等於停止奮戰，存活機率也會隨之降低。黎安娜的代償功能還在運轉。雖然看在她爺爺眼中怵目驚心，但我看到她呼吸急促反而鬆了口氣。她的pH值是我看過最低的。酸鹼平衡說來很不可思議。太酸、太鹼都會沒命，而人體的代償作用（人的生存意志）也會適時加以修正。如果太酸，身體就會製造氫離子來中和，像海綿吸走灑出的液體一樣。相反地，看人體製造出多少個海綿的氫離子、如何在細胞的層次上維持（或維持不住）體內平衡，我們就能判斷患者病得多重。人體脆弱得不可思議，我們的pH值必須維持在極小的範圍內。比方說，pH值應在七．三五到七．四六之間，若病患的pH是六．八，身體就會出毛病，最後甚至會停止製造海綿——代償失調。人體的戰鬥力只有這麼多。

黎安娜的pH值從各方面來說都很危險，只要再掉一個小數點，她一定會沒命。她自身的呼吸比任何我們能用科技做的事更能穩住數字。維生機器反倒可能要了她的命，跟治療氣喘差不多危險。資深醫師杜森曾在小型教學會議中提醒住院醫生，我也在旁邊聆聽：「一旦插管，就有雙側氣胸、皮下氣腫、胸腔膨脹的危險，需要資深麻醉師提早介入。」我看看站在我旁邊的崔西，小聲問：「什麼意思？」

她聳聳肩。「我們能把空氣送進去，卻沒辦法弄出來。」

跟氣喘一樣，治療糖尿病酮酸中毒的病童需要藥物，當然還有專業知識，但也要相信自然的力量。我們已經愈來愈習慣先考量病患的整體狀況，再去修正數字。但以前治療糖尿病酮酸中毒都會先投液體、胰島素和重碳酸鹽，急著修正數字，後來才發現這種侵入性治療會讓病童的腦袋腫脹，反而會加速、甚至造成昏迷和死亡。現今的治療方法緩和多了。我們讓我們想起了蕁麻旁邊的酸模葉（譯註：據說酸模葉可舒緩蕁麻引起的疼痛）。所以我們讓黎安娜快速呼吸，不去管數字多難看，讓自然的力量穩住她的身體。誰想出手干預，我都會把他擋住。

今天，我跟特瑞莎在崔西旁邊的病床工作。雖然快退休了，崔西從來不想晉升管理職或走教育路線，反而選擇一輩子在病床前照顧病人，安於現在的薪資等級。她比我們最資深的醫生杜森還多了二十年的加護病房經驗；只見杜森站在護理站裡邊吃可頌邊看X光。

有位新來的醫生正在寫醫囑。他走到崔西照顧的病患的呼吸器前，開始調整壓力。一動到潮氣量控制閥，呼吸器的警示器馬上響起，病患的胸口鼓得比之前還高。崔西立刻過去把醫生的手揮開，然後把流量調回跟之前一模一樣，最後再查看患者的呼吸。

新醫師一臉疑惑。「這位病患的二氧化碳在升高。」他說。

「我當然知道。」崔西用身體擋在醫生和呼吸器中間，雙手抱胸。「等會我要幫他拔管。」

「我們巡房的時候沒討論過。」醫生一臉疑惑。「他的診療記錄上也沒這麼寫。」

崔西笑了笑，沒說什麼，只用雙手把醫生支開。

他決定改變策略。「我得跟專科醫師提這件事。」

「請便。」她說：「他就在那裡。」

在英國，負責移除病童的維生機器的人是醫生，但實際上多半是護理師。在美國和加拿大，受訓負責這項工作的是合格的呼吸治療師。崔西沒有移動呼吸器的資格。但是和多數護理工作一樣，我一向根據「我會想由誰來照顧我的家人」這個標準，來評估一個人的技術。崔西會是我的首選。

醫生不以為然地走開。我看見他走去跟杜森交頭接耳，後者正把最後一口可頌塞進嘴裡。他伸手搭住新醫師的肩膀，搖搖頭，望著崔西微笑。他們是老朋友，一起走過的路比大多數人一輩子看過的大風大浪還多。他們信任彼此。

崔西搖搖頭。「如果醫師的誓詞是『不傷害他人』，那麼護理師的誓詞就應該是：確保醫師遵守他們的醫師誓詞。」她哈哈笑。「我認為所有新醫生都應該當一個月的護理師。想必這樣水槽裡就不會再有咖啡杯等著我們去洗。」

黎安娜的呼吸變慢、變深，開始出現庫斯毛爾氏呼吸。阿道夫．庫斯毛爾（Adolph Kussmaul）是十九世紀的醫師，他發現深而吃力的急促呼吸是陷入昏迷和瀕臨死亡的跡象。那畫面很嚇人，有人形容為「空氣飢渴」。黎安娜幾乎失去意識，咬著面前的空氣，讓我想起第一次目睹孕婦生產的情景。想起我們如何出生、如何死去。我們最像人的時候，就是看起來最不像人的時候。黎安娜翻起白眼，咬著空氣，身體隨著每次詭異的呼吸縮起。

「她聽得見我們嗎？」

「我相信可以的。」我說了謊話。

但她母親想不出要說什麼。

她爺爺開始說話。「妳要快點好起來，」他說：「年終表演就要開始了。」

「她會好轉嗎？」她母親問：「她要在加護病房待多久？」

糖尿病酮酸中毒可能造成腦水腫、昏迷和死亡。腦水腫若發生在像黎安娜這樣的小孩身上，約有百分之五十八會完全康復，百分之二十一會伴隨某程度的腦部受損，百分之二十一則會死亡。

黎安娜的母親一直問我她會不會好。也許不會了，但這些數字我沒說出口。我不想說假話，但也不覺得這個階段告訴她真話有何好處。我希望她永遠不需要知道這些數字。現在我能為黎安娜做的照護工作已經不多了，只有時間能（或不能）幫她的忙。護理工作需要預想未來，即使前方的路難以想像。我把桌椅移到旁邊，確認急救推車就在附近；當她父母說要出去買杯咖啡時，我建議讓特瑞莎幫他們煮，免得醫生來說明最新狀況卻沒聽到。房間裡氣氛凝重，空氣滯悶，我能幫的最大的忙，就是確保黎安娜死去時父母都在她身邊，一家人有精神上的依靠，最壞的情況發生時能來得及道別。一個孩子死去已經夠難想像，孤孤單單死去更讓人想都不敢想。

「要我打電話給誰嗎？你們希望能一直陪在身旁的人？」我問：「家人或社區的人，還是教會，有嗎？」

黎安娜的弟弟來到醫院。他今年八歲，一雙眼睛睜得大大的，動作緩慢。我發現他把手放在口袋裡，特瑞莎也發現了。原來她有個同年齡的兒子，兒子留在菲律賓讓她母親照顧，她才能來英國當護理師賺錢寄回家。這樣的例子並不少見。我共事過的菲律賓護理師都把小孩留在家鄉，獨自來英國工作。

特瑞莎蹲下來跟他平視。「別擔心手碰到東西。只要把手洗乾淨，你就可以碰她的手，我再來告訴你那些管子是做什麼用的。」

她帶他去洗手台幫他把手洗乾淨，走回來時，他的表情不再那麼驚恐。

特瑞莎笑出聲。「你一定覺得她看起來很奇怪吧。不過她現在好些了，多虧那些厲害的醫生。也許你長大可以當醫生。」

「我想當足球員。」

「那當然了。」她說，低頭看地板片刻。「跟我兒子一樣。」

過幾天我又回來輪日班時，黎安娜已經不在重症病房。她的床位業已清空，等著下一個病患。當你回去輪班，尋找之前病重的患者，不知他們是否還活著，總會有種心驚膽戰的感覺。護理師下班回家後，永遠不知道隔天早上會不會再見到自己照顧的病患。這種事不能多想，不然就別想做好工作。

「轉去一般病房了。」杜森說。他正在看螢幕上的心電圖。

我很慶幸黎安娜的家人永遠不需要知道我腦海中的可怕數據。我再也沒見過黎安娜、她父母或她爺爺，但我常常想起她。想著她在一只老舊的音樂盒旁醒來，想像她家人聽到音樂聲是什麼感覺。我喜歡想像她在爺爺家裡，趕著做完功課跟爺爺一起看經典老片，夢想自己成為大明星。我很欣慰醫學對糖尿病酮酸中毒的理解，發展出尊重人類生理機能和代償機制的治療方法，不再只顧著糾正數字，而是把病人當作完整的人來照顧。黎安娜的大腦幸運復原，沒有受損。現在她真正的活著了。

其他留在兒科加護病房的病患不是奄奄一息，就是只剩半條命，但沒有一個是真正的活著。這裡的照護工作無法切割。一方面要照顧精神不穩定、因為孩子罹患重症而惡化的家長，一方面要照顧術後身體可能出狀況、合併學習障礙的病童。什麼都要顧到，每一天都是全新的挑戰。

我工作的兒科加護病房在醫院五樓的「熊貓區」。看起來很有未來感，有位家長曾經形容：「像《星艦迷航記》裡的企業號。」裡頭靜得讓人發毛，只聽見平穩的機器轟轟聲、規律的呼吸器運轉聲。幸好加護病房是多數人可以避開的醫院區域。重症病童在這裡接上維生機器（通常因為多重器官衰竭），展開漫長的復原之路。這裡跟急診室截然不同。一切都受到控制，條理分明（像我這樣的加護病房護理師往往是控制狂），每張床周圍都擺著先進機器：接管病患呼吸的呼吸器，有時甚至有葉克膜（一種充當病患心肺的機器，可在病患體外進行血液循環，把氧氣打進血液裡，恢復它最鮮紅的顏色，有如最後一道落日）。

病童躺在這一切之間，人事不知，安安靜靜，有時因為藥物而陷入癱瘓，被各司其職的管子淹沒，像是嘴巴或鼻子裡的氣管插管、連到胃裡的鼻胃管、頸靜脈上有如怪異孔雀羽毛往外展開的中心靜脈導管、方便量血壓並抽血檢查血液成分供治療團隊參考的動脈導管。有經驗的加護病房護理師，在血液進入血氣分析儀之前就能猜到數字。光看血液的濃淡，她就能告訴醫生血氧量。

辦公桌上的X光燈箱和中央控制電腦螢幕，可讓護理師詳細監控兒科加護病房患者的所有生命跡象。但沒人這麼做過，因為根本沒時間在護理站坐下來，就算坐下來，也是坐在病患旁邊（必須把測量數字輸入電腦或做記錄的時候）。有條隱形的線把他們綁在這裡，待在無數可能出錯的事物附近。但多半時間他們都站著，查看維持病患生命的各種機器，整理床位，輸入電腦資料、處方表和處方本身，清理導管，更換注射強心劑的針筒，檢查呼吸器設定，跟家屬交談。

有時會有流動護理師來幫忙。每個病患都需要自己的護理師不分日夜的照顧，流動護理師也許會幫忙送來儀器和藥物，或是幫忙照顧病患、交班、換床位、換藥、檢查注射液、再次檢查輸血或管制藥物。但兒科加護病房的工作量日益吃緊，這樣的角色已不復見。當床邊護理師需要上廁所或休息時，隔壁床的護理師就得一次照顧兩名病患，出錯或緊急事件的發生率也會增加。護理師都會留心鎮定劑發揮效用的時間。護理長則是用人的高手，知道要把哪個護理師放在哪個病患旁邊；哪個孩子可能需要技術較好、經驗較多的護理師；哪個孩子會變得虛弱或狀況不穩。久而久之，護理師都成為預測誰會惡化的高手，但不是根據數字，而是護理師的直覺。那是一種奇特的心電感應。

雖然一向很忙，但今天連病房都亂七八糟。東西堆得到處都是，只洗一半，也洗得不夠徹底。地上散落著方形紗布，空紙板堆在垃圾桶旁，一盒盒手套爆開掉出來。有個馬桶塞住，外面貼出告示，白板上寫著維修工作編號。醫院的維修人員也要把工作分類。潛藏危險的緊急工作要優先處理，例如通風口冒煙，他們會在消防隊趕到前跑去。兒科加護病房若是失火會很悽慘。醫院都會盡可能防患未然，護理師每年也會針對兒科加護病房的狀況做消防演練。

「若是無法移動病患要怎麼辦？」

「就不要移動。」

「要是攜帶式呼吸器和氧氣不夠病患使用，怎麼辦？」

「先將病情較輕的人移走。」

「那剩下的人怎麼辦？」

治療室有一排呼吸器，等著技術員或護理師去裝設管線和檢查。血液濾過機移除病患血液中的廢物，加入補充液之後，再把血液送回病患體內，代替病患的腎臟發揮作用。拿坡里數學家吉凡尼．阿方索．博雷利（Giovanni Alfonso Borelli, 1608-79）在著名作品《論動物運動》（*De Motu Animalium*）中，指出腎臟的過濾機制：「因為血管狹小和本身的配置，腎臟機械化地把尿和血分開。」

理解腎臟的運作方式，以及照顧需要過濾血液的病童，至今都需要數學的幫助。大袋過濾液放在機器底下的特殊天秤裡，就像超市自助收銀台的秤重區，以此確保病患的循環血量達到平衡。護理師填寫的液體出入表極為複雜且重要。廢物袋的顏色介於稻草和過期芥末醬之間。雖說出來多少就要回去多少，但還是會出錯。跟我共事的一名護理師曾經不小心把手提包放在這種特殊天秤上，導致機器從導管（病患頸靜脈上的大軟管）抽出太多血液。「淨空導管，快，淨空導管！」沒有護理長想要聽到病房傳來這句叫喊。

在兒科加護病房工作，讓你懂得把眼光放遠。難熬的一天代表有病童死了，照顧他的人不禁會想，有哪裡可以挽救、自己是不是漏了什麼——甚至，是不是自己做了什麼害死病童。有個醫師半開玩笑地對我說：「在兒科加護病房，難熬的一天不是有病童死了，而是你不小心害死一個病童。」我們照顧的小孩在我們心中徘徊不去，犯過的錯像外套一樣穿在我們身上，糾纏我們的一舉一動。大家都知道醫護人員的晚宴往往免不了可怕的對話和變態的幽默，這是長年發展出的應對機制。日常生活中少不了它。就算我們盡力面對，還是無法忘記某些病患。

我相信有些病患讓照護者得到創傷後壓力症候群，儘管護理師從不承認或為此接受治療。護理師和醫生就跟病患一樣，不是每次都應付得當，只是努力熬過來而已。瑞典麻醉師葛蘭．霍格隆（Goran Haglund）在一九五五年成立第一個兒科加護病房。他認為維持護理師和醫生的士氣是兒科加護病房的重要難題。佛洛伊德則認為，士氣根植於團體成員間的水平連結，所有成員將同一人當作領導者，以此代替他們的自我理想（人自我期許的內在形象）。我跟杜森討論過我們認識的一名醫師的上帝情結。「如果你掌管了某個階層體制的一切，那你自己的士氣會怎麼樣？如果你在食物鏈的最高層，每個決定都掌握在你手中，你的自我會怎麼樣？」

士氣對護理師和醫生的影響各有不同。我在兒科加護病房共事的醫生似乎更擅長壓抑低落的情緒，或是發展出比較強健的應對機制。最近有些研究強調，護理師尤其容易陷入道德困境。奇怪的是，這讓我覺得慶幸。當你不再覺得痛苦，才是傷得最重的時候。

我也發展出自己的應對機制。大多數時候，我回到家就忘了自己照顧的病童。我跟從事其他工作的人一樣，通常可以把工作留在工作場合。但今天會是難熬的一天。麥赫士今年十七歲，患有肌肉萎縮症，需要維生機器才能呼吸。我跟他的關係超越了病患和護理師，變成了朋友。他很逗，給我們每個人都取了綽號，因為不能說話，就用歪歪斜斜的字體寫下來。我的綽號是「邋遢姐」（我每次都把原子筆插在馬尾裡，踩著一雙破鞋，把門禁密碼和各種時間抄在手背上）。麥赫士已經來日無多，由我在病房照顧他。他跟家人也做了痛苦的決定：不再做氣切，不再重插嘴巴或氣管的呼吸管。反正麥赫士的身體也承受不了，他的呼吸管是這裡最小的，從維生機器勉強輸入並輸出空氣。他的家人已經在跟他道別，陪他度過生命最後的幾個禮拜。

我的工作就是盡量讓麥赫士舒服一些，最重要的是，不能讓他岌岌可危的呼吸管掉出來，掉出來他就會沒命，因為他的家人已經決定不再插管。我得隨時注意，緊盯著他的呼吸管，一定要親自抓著管子，才准別人動他或幫他翻身。每天早上，我會更換乾淨、乾燥的膠帶，固定好管子。管子絕對不能掉。這是非常簡單的護理工作：更換導管的膠帶並固定。跟大多數護理工作一樣，也跟慈悲本身一樣——簡單卻很重要。

有一天，我剪掉舊膠帶，準備好新膠帶，卻赫然發現我剪掉的不是膠帶，而是固定管子的環扣。我割斷了塑膠套。

那就像你割傷自己、鮮血湧出的那一刻。我還不知道事情有多嚴重，介於知與不知之間的片刻。但沒過幾秒警示器就響起，空氣外漏的嘶嘶聲，麥赫士拚命呼吸而扭曲的臉。他的眼神飄忽，眨個不停，嘴巴無聲地猛喘。醫護團隊湧進房間。一團混亂。我站在原地無法動彈。管子掉了出來。那是麥赫士賴以存活的東西，是他抓住生命的最後機會。我的愚蠢失誤害死了他，至少加速了他的死亡。

我跟所有護理師一樣，身上背負太多回憶，有些回憶卻比其他更鮮明。我記得麥赫士每次眨眼的樣子、他臉上每滴沉默的眼淚，還有他爸媽衝進病房看見一團亂時臉上的表情。他們都是醫生，雖然是不同專科，但一看就知道狀況，什麼都逃不過他們的眼睛。他們看著我的臉。只有在這裡工作的人，才知道兒科加護病房難熬的一天是什麼樣子。麥赫士活了下來。吃千層雪糕的那位醫生快速又熟練地重新插好管。我們之間縱使有巨大的差異和扞格，後來結束了十二年的關係，一家人分崩離析，我從此失去了家，但我對他仍保有最大的敬意。我想起了麥赫士，還有我前夫日復一日所做的工作。他把寫著親子探視時間的紙條拿給我，背面是他前一晚的交班資料：第五床，不要急救，不要重插管。

我原諒了他狀況低落的時候——雖然很常發生。我太清楚那是什麼造成的。我希望他也原諒了我。

在兒科加護病房，難熬的一天就是看著一個孩子臉色由紫轉黑，從內到外，漸漸蔓延到指頭、手臂或腿。

在兒科加護病房，難熬的一天就是看著驗血結果，知道那跟生命無法相容，然後有個母親問你，如果是你的小孩，你會不會關掉維生機器？

在兒科加護病房，難熬的一天就是照顧一個腦部嚴重受損的小孩，他的頭顱不得不穿洞，以利多餘液體排出，而你眼睜睜看見他腫起的腦部溢出來。

在兒科加護病房，難熬的一天是照顧一名有動作障礙、無法移動、不停抽搐的病童，因為肌肉嚴重痙攣而時常繃緊。你心裡知道這些症狀不會停止，是感染麻疹造成的，而病童家長問你，小孩沒打三合一疫苗是不是他們的錯。

在兒科加護病房，難熬的一天是撤除照護，主動移走維持嬰兒生命的機器——移除生命。然後理解背後的原因。

難熬的一天是得知在托兒所吃肉噎到、導致心跳停止的幼童，狀況已經穩定下來，但因為腦部缺氧，接下來二十四到四十八小時會腫起來，幾乎可以肯定腦部會從此嚴重受創，再也無法走路、說話或微笑。

難熬的一天是照顧感染EB病毒的小孩。他的皮膚脆弱無比，即使已經包上保鮮膜、也放了紙板溫度計。但當你碰觸他們時，無論手勢多輕，皮膚還是難免脫落。孩子掉了一層皮。護理師也是。

難熬的一天是抱著瀕死的嬰兒，之所以沒人陪他，是因為他的新領養人不能丟下其他小孩，而他的生母又下落不明。他在你腿上嚥下最後一口氣時，你撫摸著他的頭，儘管你們三小時前才第一次見面。

在兒科加護病房工作就表示，你知道這裡即使悲傷，但世界上大多數地方都不具備這樣的病房。我們照顧的小孩（無論是在英國或其他西方國家的兒科加護病房），換成在其他地方，只能自生自滅。

跟前夫分手之後，有很長一段時間，我常常哭到吸不到空氣，腦袋模糊，皮膚脫落，甚至骨頭痠痛。壞得最嚴重的是我的心。胸痛持續不斷，頸部的脈搏一跳一跳，肌肉麻痺。消化系統（猶太古籍認為腸主宰哀、喜、痛等情緒）讓我一直覺得全身不舒服，我吃不下、嘗不出，也聞不到味道。我腎臟也痛，或許裡面也藏著念頭（這曾是普遍的一種說法，聖經有些章節也提到上帝審視人的心腎）。我當然不認為如此。消化系統雖然受到情緒影響，但並不裝著情緒，而腎臟就只是一個過濾器。然而我就是不舒服，有好幾個月只要看著我的孩子，我就覺得腰痛。

「分開但快樂，總比在一起卻不快樂要好。」我告訴女兒。

「才不是。」她誠實地說：「在一起但不快樂，對我們才比較好。」

她寧願留在加護病房，也不要冒險活著或死去。就像挑戰醫護人員的決定、不願拔除小孩的維生機器的病童家長，我女兒寧可我們活著受苦。因為承受我們死去帶來的痛苦，對她更加難受。

護理工作成了我的生活支柱。除了好同事、組織嚴謹和工作保障外，護理工作帶給我的最大禮物，就是每天提醒我總是有人處境比我更糟。這是既美好又殘酷的禮物。時光飛逝。護理工作有了改變，現在我有了自己的小孩，生活甚至比之前更緊張。我得把腸胃打個死結，把小孩的臉龐推出腦海，推出兒科加護病房的窗戶，推出醫院。

然而，每天晚上回到家，親吻小孩道晚安時，無論心裡有多痛苦，我還是打從心裡覺得感恩。

我跟這時期的許多同事一樣，偶爾要執行急救任務，前往地區綜合醫院接病童，先穩住他們的病情，再帶他們回加護病房接受進一步的專科照護。大多數醫院沒有能力為重症兒童提供維生照護，特定的專科急救團隊因此日漸發展，足以幫助各地的重症病童，把他們移往安全的照護環境。然而，當時急救團隊還在初期發展階段，團隊成員都是在兒科加護病房工作的護理師和醫生。我為了應付這份極端的工作而發展出的應對機制，有時不是很健康。

有次我跟杜森去一家地方綜合醫院出任務。我們抵達時，病童已經死亡，無論怎麼試還是回天乏術。我跟杜森只能走進一個小房間，告知她的父母這個噩耗，那是第一次見到他們。我們的解釋是：因為太晚趕到，我們什麼忙也沒幫上。我們沒說她走得很平靜或完全沒痛苦。我們說不出口。

回程坐在救護車上，我告訴杜森我的感覺太少。「我應該感受更強烈、更悲傷、更震撼，但我什麼感覺也沒有。也許我已經變得麻木不仁。」

他搭住我的肩膀說：「我們不認識那家人，也不認識那個小孩。這就是工作。」

但我很擔心。我進兒科加護病房是為了嘗試各項工作，不是只接觸一項專科，體驗人類生命的極限。我想要張大眼睛活著。然而，我卻發現自己愈來愈封閉，感受愈來愈少，有時甚至什麼也感覺不到（儘管是慘不忍睹的重症）。

直到中午，我終於吃了一片早餐吐司，紅色電話就在此時響起。我把吐司丟進垃圾桶，沒時間吃完了。我走出茶水間，左轉步上走廊，前往護理站放紅色電話的地方，守著電話的是一名醫生。特瑞莎跟在我後面，她成了我的影子，讓我想起多年前我也是這樣跟著安娜。接電話的班恩正在寫筆記。當然了。班恩是腎上腺素狂，老是守在紅色電話附近待命。他走過來跟我們大致說明電話中的內容：達特福德有個熱痙攣的插管病患；腦膜炎的四歲兒童；紹森德有個急性呼吸窘迫症候群的病例。等會要進來的有：呼吸衰竭、史蒂芬強森症候群、重度燒燙傷、心房心室中隔缺損又得肺炎的早產兒、腦炎、瘧疾、鐮刀型貧血危機、嚴重的水痘。情況看來不妙。班恩不會告訴我們病童的姓名，只有可能的診斷和病情評估。

護理站有台手推車上堆滿病歷，從這些病童的年齡來看，每份病歷都長得令人沮喪，其中多半是嬰兒。電腦螢幕和X光燈箱秀出這些病患的小骨骼、氣管插管、脆弱的骨骼，還有看起來縫縫補補的生病肺臟，像遊樂園攤販上沒賣完的棉花糖。

這通電話通報的是地區綜合醫院一個名叫夏綠蒂的兩歲女孩。她體溫高，心律快，身上有些紫色小疹子。聽起來還好。病患意識清楚，還會說話，但我們知道敗血症會如何發展。我服務的醫院專門治療腦膜炎球菌性敗血症，意指兒童血液受到嚴重感染，而且是最危險的一種感染，幾小時內就能奪走病童的性命。全球每年有八百萬人死於敗血症，平均每三．五秒就有一人因此死亡。敗血症是細菌、黴菌、病毒或寄生蟲入侵體內，造成血液感染，觸發免疫反應而起。希波克拉底最初形容敗血症是「有機物質的腐壞或分解」，我想不到比這更好的解釋。我照顧的病童從外而內逐漸衰弱：四肢像煮過頭的臘腸，顏色發黑，表皮裂開，隨時會爆掉。

敗血症直到最近才受到重視，我們瞭解到它是多麼重大的死因。目前已知敗血症是英國產婦的主要死因。

急救團隊抵達時，夏綠蒂的情況已經惡化。回程時崔西打電話到兒科加護病房給我，要我備好一切。「她需要大量液體治療休克，肺整個都泡在液體裡了，還像得了狂犬病的狗口吐白沫。」敗血症病童的循環血量還在體內，卻跑錯地方，該在細胞內卻跑到細胞外。我們把大量液體注入敗血症病患的血管，希望液體留在裡頭直到抗生素發揮藥效為止，但病童體內因此充滿了液體、血液和血製品。夏綠蒂需要呼吸器支撐我們引起的肺水腫，也要注射腎上腺素、多巴胺、去甲基腎上腺素等強效藥物，幫助她的心臟跳得更有力。

夏綠蒂送達病房時，我們已經等在門口。她躺在擔架上，身上已經布滿管子，頭頂是呼吸器，腳邊是顯示器。崔西邊走邊交代詳細的病情，把擔架推進床位，杜森已經捲起短袖襯衫等在一旁。夏綠蒂完全沒有血壓。我們不可能幫她插管，因為找不到她的血管。我把她的腿放在我前面（又冰又蒼白，像枯萎樹木的枝幹），把骨間針轉進她的骨頭，聽到喀的一聲確認位置沒錯。這是護理師和醫生用巧克力棒練習的一種技能。特瑞莎在旁邊看得臉都綠了，但現在沒時間去神經脆弱了。我交代她幾件簡單的工作：清出液體、檢查藥單、吊點滴、移走垃圾桶。

我們賣力幫夏綠蒂急救，為她接上更多儀器，接管她失去功能的腎臟。她的血氧量很低，所以需要更先進、名為振動器的呼吸器。振動器持續發出類似發電機的軋軋聲，但沒讓呼吸一進一出，只看到夏綠蒂的胸腔跟著振動。乳酸是人的血液酸度，而乳酸濃度是預測病患是否會死於敗血症的可靠指標。我寫下她的乳酸量。敗血症病人若像夏綠蒂一樣，同時有低血壓，乳酸濃度又大於四毫莫耳／升，死亡率就非常高（超過百分之四十六）。夏綠蒂完全沒血壓，乳酸濃度是九。

紫色疹子擴散開來。交班時（超過我下班的時間很久了）我就知道，夏綠蒂早上不太可能還在這裡，她起碼需要三名護理師照顧她，她可能會失去幾乎已經壞死且發紫的雙腿，甚至雙手。像夏綠蒂這樣的重症病童，面對疾病有種複雜深奧的生理代償機制，身體會自動關掉非必要的器官。夏綠蒂的身體為重要器官保留了血液，並拿走四肢所有的養分。她的四肢會因此壞死。我們用原子筆把她變成紫黑色的身體部位畫出一條線，評估死亡擴散到她核心部位的速度有多快。

大人就不會這樣發展。這股存活意志——身體為了抵抗死亡而發揮的強大力量——是我一直喜歡待在兒科加護病房工作的原因之一。努力奔向生命。夏綠蒂還沒放棄。她的身體內部還在奮戰，就如同我們的機器在外面奮戰。然而離開之前，我們討論了她的乳酸濃度和手腳壞死的情形。「我們可能要在這裡幫她截肢，」一名醫師說：「去把外科團隊找來。這樣或許能救她，或許不行，但無論如何都不能移動她。」

我看著跟我交班的護理師，待會抓著夏綠蒂的腿進行截肢的可能是她。她還很資淺，這禮拜已經目睹一名母親在團隊停止急救時，試圖繼續按壓小孩的心臟，她不得不上前把她拉開。此外，還曾帶著另一位母親到太平間。我很好奇她還哭不哭得出來。這個工作還要她付出多少代價。我發現特瑞莎臉上有淚水。

我心想，所有這些事要護理師付出多少代價，又有多少代價受到重視？外科醫生會來切除夏綠蒂的一隻大腿，然後離開。了不起的兒科加護病房醫生則會花十分鐘跟家屬解釋需要做什麼以及為什麼，然後離開。護理師會在夏綠蒂被截肢時抓著她的腿，之後跟夏綠蒂的父母坐在一起十或十二小時，整夜看顧夏綠蒂，完成護理工作。家屬會趁機問她一個又一個他們難以對醫生啟齒的問題：她很痛苦嗎？她能再走路嗎？她能活下來嗎？她聽得到我說話嗎？怎麼會發生這種事？這代表什麼？妳想她撐得過來嗎？她快死了嗎？

夏綠蒂在鬼門關前走了好幾回。她失去了雙腿和指尖。她的病已經超過現代科技的極限，但她還是活了下來。神經學家奧利佛．薩克斯曾寫道：「存活意志比疾病更強大，是一種奇蹟。」夏綠蒂的存活意志鼓舞了我們所有人，讓所有代價都值得了。碰到像她這樣的孩子，工作不再如此艱難，也更容易找到對人慈悲、關心他人的力量；把另一個孩子、一個跟你素昧平生的人，看得比自己更重要（護理師和病童父母的關係有時也是如此）。

兩年後，夏綠蒂回來看我們，歪歪斜斜踩著義肢，滿臉笑容，氣色紅潤，一手抓著媽媽的手，一手拿著要送給護理師的巧克力。大家都停下手邊的工作圍過去。杜森走過去，停在夏綠蒂的面前。「看看妳！妳看起來好極了。」他跟我交換一個難以形容的眼神，我想起了我們對員工士氣的討論。我想不到有其他事比這一刻更能鼓舞我們團隊的信心。

崔西從隔間跑出來擁抱夏綠蒂，直到她咳嗽才放開手。「妳這個調皮鬼，」她說：「在這裡的時候一直不肯乖乖的，害我忙慘了。」

夏綠蒂拿巧克力給她，害羞地笑。

崔西弄亂她的頭髮。「好吧，原諒妳了。」

我想到夏綠蒂日後會看到的每一次日落。金黃色的天空。「謝謝你們。」她父母一次又一次地說：「謝謝你們。」我的感覺突然回來了。那感覺是如此深刻，我甚至不得不屏住呼吸。我終究還沒有變得麻木不仁。我的生命裡還會出現更多夏綠蒂。夏綠蒂實實在在地活著，我也一樣。

9 非親生骨肉

我依然保有自己的理想。儘管發生這一切，我仍然相信人性本善。

——安妮・法蘭克（Anne Frank）

當然不是每個故事都有快樂的結局。如今我已成為專業護理師，但要學的東西很多，我不懂的東西也還很多。我時時想著死亡，也被死亡圍繞，想不通可怕的事為什麼發生在好人身上。

「如果茉莉的心跳停止，就算急救也救不活她。我們會盡我們所能，但不會幫她做心臟按壓，因為這樣只會一再重複同樣的過程。」杜森坐在茉莉的姑姑旁邊，一手按著她的肩，一邊跟她說明。他輕聲細語，慢慢跟她解釋，茉莉因為腦部缺氧，導致缺血缺氧性腦傷，部分腦袋因而壞死，很可能永遠也醒不過來，我們只能順其自然。「人工干預也無濟於事。」他說：「我很遺憾。」

護理師必須判斷家屬的個性。如果用家屬無法理解的方式傳達消息，每個層面都可能出錯。家屬若是不瞭解心愛的人為什麼性命垂危，有時會有受騙或被耍的感覺。我很慶幸向這個可憐的女人告知姪女噩耗的人是杜森。他是個優秀的醫生，但他沒說出我知道對方想聽的話。「『不急救』就是讓病患自然死亡。」他說。

「這有什麼自然的。」茉莉的姑姑轉向我。「順其自然？」

「她快不行了。」我說。

茉莉的姑姑太過震驚，聽不下解釋。她需要直接、快速的訊息，抵銷她的震驚。她開始啜泣，哭了出來，整個人倒向杜森，杜森扶住她。「我很遺憾。」最後她坐起來，杜森遞給她面紙。「我們可以幫妳聯絡誰嗎？」

她看著我搖搖頭。「可以麻煩你們聯絡牧師嗎？」

茉莉今天十二歲，接上了呼吸器，因為家中火災被送到兒科加護病房。她的頭髮滿是煙味，我們想盡量把那個味道蓋住，再讓家人來看她。茉莉的弟弟跟她只隔著幾張床，同樣接上了呼吸器，但漸漸可以脫離，因為他身體比較壯，狀況較不嚴重。他們的媽媽已經身亡。茉莉打過鎮定劑，她快不行了，但姑姑等著要進來見她。病房平常的消毒水味被火燒的嗆鼻味給取代。護理師用紗布掩住口鼻，還有人說要戴手術口罩。我們無法讓那可憐的一家人好過一點，但聞到殘留的煙味，肯定會讓茱莉的姑姑更難受。有時候，我們只能避免讓情況更糟。

茱莉很虛弱，連移動都有危險。但我很小心捧著她的頭，我同事娜迪亞盡其所能地幫她洗頭，把洗手乳擠進透明的小塑膠藥罐裡。那味道會永遠跟著我，鑽進我的鼻腔，留在我的記憶深處。當我抱著茱莉時，我察覺到了異狀。螢幕上沒有變化。她的心跳、動脈壓、血氧飽和度都一樣。呼吸器也沒有發出她可能需要抽痰的警示音。但茱莉不一樣了；她在我手中變輕了——有什麼改變了。她的頭有如羽毛。我抬頭看向娜迪亞，她也看看我，我們都知道茱莉在那一刻走了。有一瞬間我們都定住不動，停頓片刻之後才重拾工作。娜迪亞拿出一把厚厚的梳子（她女兒的，她在手提包底部找到）梳理茱莉沾滿肥皂的頭髮，再輕輕用水沖掉。我捧著茱莉的頭，讓變黑的水從我指間流到放在底下的塑膠桶裡。我把髒水拿去水槽倒掉，煙味再次衝上鼻尖。我閉上眼睛想像他們住的公寓：茱莉和弟弟睡同一間，他們的媽媽拚命要去救他們。我聽到尖叫聲，聞到火的味道。我吞下淚水，忍住悲傷。現在不是哭的時候。

牧師還要半小時才能趕到，沒時間等了。我為茱莉姑姑解釋我們能做的事。她沒問我的信仰，只問我有沒有經驗。「妳之前做過嗎？」

茉莉不是我施洗的第一個小孩。我們在兒科加護病房留了一些聖水，以免碰到小孩性命垂危，而父母尚未讓他們受洗，牧師又剛好來不及趕到的狀況。我把手指放進水裡，在茉莉頭上比了個十字。我告訴自己，如果真有上帝，他一定會原諒我。

像茉莉這樣的病患，我一輩子都忘不掉。那煙味一直跟著我。對我來說，她的故事卻不是護理工作最艱難的部分。無論情況多可怕、多悲慘、多離譜，護理工作教會我：生命中永遠有更糟糕的事。照顧受虐的小孩和大人（還有他們的施虐者）是我的死穴。維護生命安全是護理師的主要職責之一。護理助產協會職業規範第十七條明言，護理師應「採取所有合理的步驟，保護弱小或處境危險者免於傷害、疏忽或虐待」。

醫院有一群人的主要工作就是維護安全——保護病患，免受傷害，包括保護兒童安全的護理師、醫師和助產士，還有專門處理家暴的護理師，以及深入社區、跟需要幫助的年輕媽媽合作的家庭護理師。

只是我們在醫院看到的還不是處境最危險的人。我們在火車站經過一名孤伶伶、無家可歸的青少年。我們穿過馬路避開睡在橋下的羅馬尼亞人。我們調高電視的音量，蓋過鄰居吵架的聲音。我們對虐待傷害閉上眼睛和耳朵。所有人都是。

絲凱是助理護理師，發現自己懷孕之後，她就常請病假。但回來上班後，她臉上卻青一塊紫一塊，厚厚一層粉底也蓋不住，而且呼吸聲急促又吃力。

「怎麼了？」我在茶水間堵住她問。

她一手抱著肚子。「沒事。就週末整理了一下閣樓，最近我又特別笨手笨腳。」她的眼神飄開又飄回我身上，然後笑了笑。

除此之外，還有其他跡象。她晚上從不跟同事出去，但我們提議她請產假之前，找一天輪完晚班後一起吃早餐，心想這樣或許比較可行，她卻堅持不肯。「蓋文需要我在家，」她說：「最近他特別保護我。很可愛。」

蓋文把車停在醫院外頭等她。絲凱的錢都掌控在他手裡，她只有固定的錢可以花用。我很擔心她，卻選擇閉上眼睛和耳朵，告訴自己懷孕時不也笨手笨腳，而且蓋文很愛她。

經過三年、生了兩個小孩之後，絲凱聯絡上我，告訴我她當時過得有多悲慘。一切都從她懷孕開始，她甚至覺得蓋文會殺了她。

我只說得出「我很難過」這句話。我發誓再也不對傷害虐待的事不聞不問。這種事無所不在，可以理解絲凱為什麼會那麼害怕。家暴是歐洲十八到四十四歲女性的主要死因，甚至排在車禍和癌症前面。穿護士服時，我目睹過許多家暴案件，脫下護士服時也是，甚至有三個護理師朋友就是受害者。

在醫療體制下很常看見各種受虐議題，因為這類事件無所不在。在醫院你會看到年老病患的手臂上方有指尖大小的瘀青、肋骨離奇斷裂或頭部損傷。有一次，一位八十歲老先生斷裂的頰骨一側，竟然有個馬蹄鐵形狀的傷痕。年輕的病患也一樣危險，尤其是有學習障礙的病患，還有到性健康中心就醫的性病患者。有位在性健康中心工作的護理師曾在受訓時告訴我，有個男性常去看診，幾乎可以肯定他受到了虐待。「他不肯告訴我們是誰，但每個月來看診時都有新的問題。上個月，他的生殖器有咬傷的痕跡，是人類的咬痕，他卻說是狗咬的。」

護理師都會接受安全防護訓練：如何發現虐待、要聯繫誰、如何聯繫。但護理師沒有像社工一樣定期接受臨床督導（clinical supervision）。護理師必須實際接觸受害人，看見暴力造成的血淋淋後果，卻沒有人提供他們諮詢。每目睹一次慘案，護理師的骨頭就變得愈來愈硬、愈來愈脆弱。這類慘案多不勝數，我的骨頭早已硬邦邦。

二〇一五年，大曼徹斯特的警察為了未能偵破二〇〇八和一〇年羅奇代爾一連串的兒童性虐案向大眾致歉。原因是警察對各項指控調查得不夠徹底，與受害者的交涉也未盡其力。涉案警官沒有一個受到瀆職調查，但性健康中心的護理師莎拉・羅伯罕（Sara Rowbotham，她曾經多次表達對被害人的擔憂，也張大眼睛，豎起耳朵）卻被解雇。

誰來保護護理師的安全？

擔任護理師期間，我的團隊有過兩次接受諮詢的機會。一次是一名護理師帶家長去看死去的小孩，卻發現太平間冰櫃故障，屍體已經開始腐爛。第二次是葉克膜管路裂開，病患全部的血量噴到了牆上、天花板、醫護人員和其他病患身上。兩次我跟同事們都拒絕了諮詢。我很希望現在情況已經改善，在重症或急診室這類高壓環境中工作的護理師，也能定期接受臨床督導。但同事告訴我沒有，反正也沒有時間。

經歷創傷的護理師缺乏理解或照顧，已經不是一天兩天的事。兩次世界大戰後，不少士兵因為「砲彈休克症」（shell shock，即創傷後壓力症候群）接受治療，在戰區工作的護理師卻沒有接受治療的機會。戰爭如何影響心理健康的相關研究，總是圍繞著男性打轉，儘管有數百名女護士在士兵身旁工作。這些護士在日記和信件中描述了在無人區度過的歲月，忍受骨折、截肢和毒氣攻擊的痛苦，以及照顧部分身體被炸掉的士兵；此外，還有她們近距離觀察到、聞到摸到的東西。從來沒有人想過這些女人也有砲彈休克症，她們也從未接受過診斷或治療。

多年的護理師生涯，讓我學會很多事。有些痛苦錐心，有些教人怵目驚心。護理師要像人體的骨骼一樣提供保護，只是我發現要打斷小孩的骨頭沒那麼容易，因為小朋友的骨頭柔軟有彈性，就算遭受重擊，通常也不會斷裂。然而，有些小孩沒有骨骼的保護，沒人照顧他們、保護他們，慈悲地對待他們，而且傷害已經造成。

我瞭解弄斷小孩的腿要用多大的力氣。我知道要讓嬰兒腦出血，不需要出多大的力氣，只要搖晃。但是嬰兒的頭部可能因此嚴重受損，搖晃他的家長或照顧者無力承擔，往後要面對更是難上加難。我學到領養家庭不喜歡腦部嚴重受創的小孩。照顧過被養母勒脖子的小孩之後，我發現小孩被領養不代表比較安全。我學會辨識小孩腳上和屁股上大片的抽象痕跡，還有一些可怕的事實：「這些痕跡代表該兒童曾被放入滾燙的浴缸裡，為了避免被燙到，他們會突然抬起腿。但屁股上的燒燙痕跡顯示他們終究還是被丟了進去。」

多麼殘忍啊。孩子腿上的燒燙傷留下的痕跡。

我學會當時名為孟喬森症候群的病症（現稱謊編或誘發疾病），也就是照顧者（九成是母親）捏造一種疾病，好讓小孩入院做多餘、甚至痛苦的侵入性檢查。

我在兒科病房遇過一個母親。她騙醫生為她兒子做不必要的痛苦檢查和手術。每次我把路克留在病房的嬰兒床裡，他都一副平靜又滿足的模樣，小腿踢啊踢。但是每次我回來看視他，他母親都站在他前面，一看到我就畏畏縮縮，一旁的路克則哭得聲嘶力竭，讓人聽得錐心刺骨。我守在病房裡不敢走開，幾個鐘頭過去，休息時間都過了，我餓到肚子直響，心裡很確定他母親不知用什麼方式傷害了他。後來，這位母親被診斷出孟喬森症候群，接受密集的治療後才康復。

醫院有一群為受虐兒、精神失調和年長者服務的社工。負責受虐兒的社工和聯合隨訪員每週都會到兒童病房開會，討論可能或實際發生的虐童案——這些小孩需要幫助、有受虐的危險，甚至已經受虐。一名學校護理師有時也會出席。她在倫敦市中心多所學校服務，所以時間很緊迫。每間學校都有校護檢查學童有無長頭蝨、量身高體重的時代早已過去了。她在學校從事護理工作也有好長一段時間。

「以前不是扭傷腳踝，就是氣喘發作。」她說：「好懷念啊。學校護理師現在碰到的都是幫派強暴、幫派鑰匙入會儀式——他們真的用鑰匙去割手臂，留下特定形狀的永久疤痕。還要處理自殘、焦慮症，防堵戀童癖在網路上誘拐兒童，不然就是用藥問題、性病跟懷孕。我們現在從小學就開始教育了，甚至有十二歲的小朋友在吃避孕藥。以前做的是健康訪視，現在重點都擺在保護兒童。」

擔任兒科護理師期間，我學到了保護兒童最艱難的一課。那就是，如果你把一個幼童摔向牆壁或樓梯，會對幼童造成永遠的傷害。頑固型癲癇會永遠跟著他，這樣的寶寶身體會變得很僵硬，連要彎曲他們的身體換尿布都很難。我有過切身的經驗。

凱蒂才八個月大，卻已經在兒童病房住了一段時日。她出生時很健康。但我遇到她的時候，她因為多次被施暴而腦部受損，導致肌肉僵硬。醫生為她的小身體照了十九次X光。骨骼掃描發現她有多處骨折。她被認定「發展遲緩」，但在醫院時，她的體重顯著增加，所以我們認為她之前都沒吃飽。她的肚子上滿是香菸燙傷的痕跡，不管我怎麼安撫她，她還是痛苦不堪。我花好幾個小時撫摸她的頭，彎折她的身體想幫她穿上尿布，但她的髖部太僵硬，腿緊緊夾住，這幾乎是不可能的任務。她哇哇大哭，我也跟著哭，盡量不去想像她到底發生了什麼事，或是她的父母做了什麼。媒體教我們要提防陌生人，因為陌生人會傷害、虐待小孩。但護理工作告訴我另一件事：虐待、甚至害死小孩的往往是他們的家人、父母、照顧者、親戚——我們理應最信任的人。

人類可以如此慈悲，也可以如此殘酷。護理師必須有同理心，不帶異樣的眼光，站在他人的角度設想。但虐童的殘酷只讓我覺得怵目驚心。要不用異樣眼光看凱蒂的家人實在太難了。我跟他們相處的時間很久，我努力專注在自己的呼吸上，盡量不跟他們目光交會，不評斷他們做的事。

我幫不了凱蒂。

但後來我領養了自己的孩子。

領養前，我要跟社工進行兩天的訓練，討論什麼樣的孩子需要被領養，以及導致小孩接受領養的原因。但我不知該如何解釋凱蒂的事，還有我照顧過的悲慘兒童或家庭。

我比房間裡的大多數人都清楚小孩為什麼需要被領養。社工並不是想嚇跑潛在的領養人，即使如此，他們還是一再重申英國兒童很少一出生就送給領養家庭，多半是因為受虐或有受虐之虞，才會被帶離原生家庭，原因可能是原生家庭有嚴重的精神問題、學習障礙、毒癮或酒癮，或不只一個問題。受虐可能是受到性侵，可能是情緒上或身體上的虐待，也可能是疏於照顧，或不只一種。「我們說的不是早上沒幫小孩洗臉那麼簡單，」有位社工告訴我：「而是小小孩一連好幾個禮拜都被單獨丟在家裡，從垃圾桶翻東西吃，甚至吃自己的嘔吐物。」他說對小孩傷害最大的可能是疏於照顧。

這沒讓我打退堂鼓。我看過人性最善良的一面，也看過人性最醜惡的一面，儘管如此，我相信大多數人的本性都是善良的。我想所有護理師都會同意。虐童的父母多半也可能來自領養家庭。我想起在嬰兒特別護理病房遇到的曼蒂。她虐待自己親生的寶寶，**出生前**和出生後都是，儘管並非故意。但我們從沒談過她的童年，或是她母親的童年。

我兒子十八個月大的時候回到家，我把他抱在腿上呵護了六個月。他體型很大，但因為不是我生的，所以我刻意把他當作親生孩子一樣疼愛，彌補我們錯過的一切。我對他付出滿滿的關愛，或是說為他做所有的事，好讓我們緊緊相繫，就好比他是我的親生骨肉一樣。他也有同樣的渴望。快兩歲時，他已經能自己抓著奶瓶，卻還是像兩週大的寶寶黏著我不放。我抓著奶瓶餵他，低頭看著他。只有這時候，他會跟我目光相接。只有這時候，他覺得安全。我餵了他一瓶又一瓶牛奶，直到他像綠巨人浩克一樣從嬰兒服迸出來。我發現那段時間的眼神接觸比什麼都重要。

除了他，我還有一個四歲的親生女兒，以及一本準備出版的書，得花時間看編輯稿。蠟燭兩頭燒，睡一覺也無法消除我的疲憊，一方面要處理兒子受的創傷，一方面也得滿足四歲女兒的需求。每天晚上，我盡量念書給女兒聽，有時候直接就把臉埋在《來喝下午茶的老虎》和《好餓好餓的毛毛蟲》裡睡著。有一次我醒來時，發現房間暗了，女兒已經闔上我讀的那本書，還幫我蓋上毯子。

即便如此，我兒子過了很久才接納我。他很生疏，這樣的生活過了很多個月，我們都覺得彼此像陌生人。他雖然會親我，但必須爬到門的另一邊，隔著玻璃才能親我。家裡玻璃門下半部滿是嘴巴留下的印痕，而我從來不會擦掉。我記得幾年前照顧過一個罹患SCID（嚴重複合型免疫缺乏症）、名叫羅恩的小男孩。他因為生病，只能躲在玻璃後面。我兒子卻是自己躲到玻璃後面，因為恐懼不敢愛我。

不過，他很愛他姊姊，而且是一眼就愛上。姊姊也一樣愛他。她跟著他到處跑，就像保護他的影子。我還發現晚上她會撫摸他的頭，他也會睜大眼睛迎向她的目光。她對他很溫柔，不論是肢體或情感面都是，因為她知道他很脆弱。受訓期間我聽說，家裡有親生子女的家庭比較容易放棄，因為親生子女可能產生強烈的嫉妒心。

我們家的經驗剛好相反。我女兒非常愛他。如果我對他說不，她會跟我生氣。如果我指責他，她會站在我們中間，擋在前面保護他。她對弟弟有無止境的耐心，重複念同一本書給他聽，書裡面都是寶寶的臉和各種表情。我聽說被領養的小孩較難有同理心，但其他人感受到的所有情緒，我兒子一樣也不少。看到寶寶笑的圖片他就跟著笑，看到寶寶哭的照片也跟著哭，而且屢試不爽。我發現我女兒撕掉了哭臉寶寶的那一頁。我對她發脾氣，她卻叛逆地看著我說：「我再也不要弟弟難過了。」

我跟兒子重複玩著同一個遊戲：他爬進我的毛衣裡，再從底下爬出來。他想躲進我的肚子，從我體內生出來，那股渴望幾乎跟我一樣強烈。但護理工作教我要有耐心。每天我都讓他覺得安心，他也讓我感到安心。就像慢慢癒合的骨頭，我們雖然不能馬上合為一體，但我願意等。因為慈悲、理解和遊戲，我們的骨骼互相接合。護理工作讓我和兒子熬過領養要面對的創傷。我們雖然沒有相同的血緣，卻有同樣的骨頭：脆弱，稜角鋒利，但是總有一天會癒合。而且，就跟護理工作一樣，最後不是我救了他，而是他救了我。我的稜稜角角逐漸軟化，強烈感受到周圍的一切。是他讓我變成一個更好的人，更好的母親，更好的人類。

然而，不是所有家庭都跟我們一樣幸運。被領養的小孩有百分之二十最後又回到收容機構。「所有需要被領養的孩子都有特殊的需求。」一名社工告訴我：「他們需要的不是正常的或夠好的父母，而是有助療癒的環境，不用再背負大人的各種期望。」

「無論你怎麼美化它，領養都是一場苦戰。」有個朋友告訴我。她四十年前被人領養。「幫助一個孩子不是在拯救他，而是接受他或許永遠無法被拯救的可能，但還是一樣無條件地愛他。」

領養跟護理工作很像：具備愛一個陌生人的能力。

而且跟護理一樣，領養本身是悲傷的，因為每個孩子都應該跟自己的生母安全地長大，而有人必須受到照顧就代表有人在受苦。但那同時也是美好的。我兒子漸漸有了安全感，成為你看過最善良的人。他的善良也影響了我，影響了所有人。有兩件事讓我這輩子引以為傲，一是我兒子的善良，二是我女兒對他的愛。他們姊弟的感情比我看過的任何事物都要強大。我兒子吸收了這個世界的所有良善，而我女兒對他的愛世間難有。能當他們的母親，是我這輩子最大的福氣。

10 逆水行舟*

每道撲向懸崖的海浪都相信自己是為了大海而犧牲，從來不會想到，它們就跟之前和之後的千千萬萬海浪一樣，從來只是因為風才存在。——瓦西里．格羅斯曼（Vasily Grossman），《生活與命運》（*Life and Fate*）

癌症跟懷孕一樣，直到發生在你或你心愛的人身上之前，沒有人會看見，之後就突然變得無所不在。你注意到健身房裡綁著頭巾在跑步機上走路而不是跑步的女人。你看見小孩班上空出的座位，老師輕聲細語，眼角含淚。癌症是春天在空中飄送的花粉。我們都會吸進空氣，但只有風知道花粉會飄到哪裡。無論再怎麼努力，我們還是敗給了癌症。我們之中有一半會罹癌。英國每兩分鐘就有一人被診斷出癌症。沒有人能完全不受影響。

腫瘤病房永遠忙碌。腫瘤科門診、腫瘤科日間照護中心和化療病房也是。腫瘤科門診只剩下站立的空間，有時病患在這裡等著自己的第一份診斷。許多人靠著牆壁，瘦巴巴，冒著汗，模樣痛苦。一屋子的人等著看診斷或治療計畫，暗自祈禱家庭醫師錯了，希望那個不斷重複掃描結果、別開目光、說掃描看來有點令人擔心的技師錯了，而他們自己的第六感也錯了。一屋子生命即將徹底改觀的人。這房間沒有地板，病患在地獄邊緣飄浮，就要快速墜落。病患握著自己的號碼單，等著護理站上方的閃示燈號從七十三跳到九十八。冷水機旁邊沒有杯子，裡頭也沒水，空塑膠瓶在旁邊排成一列。

日間照護中心總是滿的，急救電話常響起，因為病人對第一次化療產生過敏反應。這裡沒有病床，只有躺椅，護理師在病人之間快速穿梭；把化療藥固定在希克曼（中央靜脈）導管上；為得了乳癌、拚命想拯救一頭稀疏髮絲的女病患戴上毛帽；拿冰塊給嘴巴嚴重潰爛的病人，減輕治療帶來的痛苦。

護理師經手抗癌的細胞毒性藥物要極度小心。癌症治療始於第二次世界大戰期間。當時有人發現美軍研發的化學武器氮芥氣會使骨髓細胞產生中毒反應。日本醫療社群也觀察到，廣島和長崎的核爆受害者的骨髓全毀。西德尼．法柏（Sidney Farber）是波蘭裔的美

---

*譯註：出自《大亨小傳》最後一句。原句為：「所以我們奮力向前，卻如逆水行舟，不斷被帶往過去。」

國猶太人，因為美國醫學院不肯錄取他（當時猶太人常有的處境），便在一九二〇年代中前往德國的醫學院就讀，之後才回到美國哈佛大學，與童書作家及多產詩人諾瑪（Norma）結為夫妻。二次大戰過後不久，法柏發現氨蝶呤這種藥，可藉由抑制細胞複製來治療急性白血病的病童，這就是現代化療藥物的濫觴。對我來說，法柏和他的詩人妻子都在尋找生命的意義。

珍．庫克．萊特（Jane Cooke Wright）也在尋找生命的意義。她父親是哈佛醫學院的第一批黑人畢業生，畢業後，她追尋父親的腳步成為醫生，於一九四五年畢業。她發現的氨甲蝶呤後來成為今日常見的化療藥，拯救了數百萬人。後來，她跟另一名科學家珠兒．普魯墨．科布（Jewel Plummer Cobb）合作，進一步發現氨甲蝶呤對於治療某些皮膚癌、肺癌和兒童白血病很有效。科布的祖先是解放黑奴，她跟法柏和萊特一樣都遭受嚴重的種族歧視。一開始，紐約大學因為她是黑人，拒絕提供她研究所獎學金，幸好（對她們、對我們都是）面談之後，學校還是錄取了她。然而，她如此形容她在密西根的經驗：「受歡迎的烤肉店和知名酒館都不歡迎黑人學生，所以我從來打不進校園裡的主流社交生活。」

化療藥物是細胞毒性藥物，亦即會毒害細胞。英國癌症研究中心形容化療就如同拿長柄大錘去敲榛果。細胞毒性藥物藉由毀壞或打斷細胞週期中特定時刻的細胞活動，來摧毀癌細胞。但除了癌細胞，它也摧毀了一切。治療癌症的同時也可能引發癌症。化療護理師會在門上張貼「請勿進入」的告示，確保護理師以外的人不會暴露在危險中。他們披上長袍，戴上雙層手套、口罩和眼罩，拿東西都小心輕放，就怕打破東西，彷彿把化療藥當成新生兒。化療藥品若是灑出來，可是會天下大亂。有些化療藥是「好氧的」，意思是可以吸入；要是灑了出來，被吸入、吸收或滲入皮膚，就可能誘發癌症或增加罹癌率，對處理藥物的護理師是一大風險。這就是我們直接注射進病患血液裡的藥物。這也是為什麼罹癌病患經過兩天化療後，雙腿會無法行走，狂吐膽汁，直到沒東西可吐，甚至臉色或氣味完全不同的原因——因為中了毒。

瑪麗．居里是移民法國的波蘭人（波蘭大學禁收女性），因為發現釙和鐳而勇奪兩座諾貝爾獎。她率先發起利用放射性同位素來治療腫瘤的研究，放射治療就此誕生。現今的癌症治療，多半是化學治療、放射治療和手術的結合。治療和存活率當然一年比一年增加，因為化療藥不斷進步，放射治療師也更加熟悉藥物的效用。現在我們已經知道小心處理化療藥的重要性，還有放射線的危險性。居里夫人自己後來也得了一種名為再生不良性貧血的癌症，因為她老是將裝了鐳的試管放在實驗袍口袋裡，口袋因此發出光芒，就像在小朋友房間的天花板上發亮的星星——美麗的化學反應。

除了治療，還有其他方面能在一開始降低病患的罹癌機率。政府呼籲民眾盡量遠離菸酒、燒焦的吐司、清潔用品、殺蟲劑、石棉建材的教室等致癌物。但有時候醫生也找不出病患罹患各種不同癌症的原因。我怎麼也想不通我那只吃有機食材、不菸不酒的吃素友人為什麼會罹癌，而另一個每天靠肯德基、雪茄和香菸過活的朋友卻沒事。為什麼我寫這本書之際，有個朋友才四十幾歲就過世，她一輩子都在幫助別人，兒子比我的小孩還小。年紀愈長，身旁愈來愈多人罹癌，我只能提醒自己好好地活、開心地活，珍惜那些造就我們的事物：不是物質財富，而是愛、慈悲和希望。我盡可能每天提醒自己：我們無法控制風的去向。居里夫人的父親「喜歡各種有關自然和自然運作方式的可能解釋」，然而沒有人能夠真正解釋自然（居里夫人的丈夫在大雨中滑倒，被壓在馬車下，頭骨因此碎裂，性命垂危）。有時候，癌症無法解釋。我們拿到的牌也是。但癌症提醒我們，什麼才是生命將盡時最重要的事。

我從事護理工作已經二十年，但直到家父因為肺癌倒下，來日無多，我才漸漸理解慈悲的重要，以及其中蘊藏的人道和哲學關懷。當化療、放射治療和藥物都宣告無效，希望隨著腫瘤專家、放射專家、科學家和技師團隊離開房間時，是病患床邊的護理師提供了治療以外的東西：尊嚴、平靜，甚至愛。居里夫人的研究並沒有在她死後停止，瑪麗・居里癌症護理中心的腫瘤護理師，每年幫助約四萬名癌末病患（積極治療對這些病患來說已經不可能）。

照顧我父親的護理師雪洛正在進行我也很熟悉的護理工作。我看著她準備醫生開的藥。先把手徹底洗乾淨，戴上手套，用酒精擦拭塑膠托盤，確保工作區的乾淨，以防感染。接著，她把一個小玻璃安瓿瓶扭開，針插進去，把糖漿似的液體抽進針筒裡，垂直握著針筒直到底部的氣泡消失，然後擠出多餘的空氣。她處處小心謹慎，檢查處方後，再次檢查劑量。我爸的主治醫生考量了一些科學上的變數，以及患者的特定因素（包括藥物的新陳代謝跟肝轉移瘤的相對關係、最高血漿濃度、鴉片類藥物的受體結合分析的差異）之後，決定了他的治療方式。

雪洛知道我爸何時會痛。她會觀察他的肢體語言，聽他說話的語調，察覺他話語中的空隙，那些未說出的話。「我沒事。」他說，聲音只比平常高一點，但她長時間跟他交談、聽他說話，所以什麼都逃不過她的耳朵。她投了藥，然後靜靜坐在旁邊十五分鐘才說話，等到止痛藥發揮藥效才拉開窗簾。雪洛明白，要是不在痛達到最高點之前跟它奮戰，藥效就會打折扣。她也知道要等我爸承受得了光線再打開窗簾，不然他閉眼的時間就會變長。

雪洛知道他剩下的時間不多，而他有多需要睜開眼就看到我媽。我媽也需要看到他，以及日後這會帶給她多大的安慰。

我發現護理工作不只是完成一項一項的任務，而是在每個小地方讓病患和家屬獲得安慰。目睹一個人生命中最脆弱、最重要、最極端的時刻，並擁有愛一個陌生人的能力，是一種莫大的榮幸。護理工作就像詩，是象徵意義和字面意義跨越界線的所在。心臟的一個破洞就是心臟的一個破洞，護理師則處在中間地帶：介於外科醫生修補的實際破洞，和象徵病患的焦慮和失落的抽象破洞之間。護理就是（或者應該是）一視同仁地付出關懷、愛心和同理心。護理提醒人，我們擁有互相關愛的能力。若說如何對待社會最弱勢的族群，是度量一個社會進步與否的指標，那麼護理本身就是人性的指標，但護理卻是最不受尊重的行業。然而，跟癌症接觸過的人就會瞭解並看重護理工作，或許是因為他們清楚到頭來最重要的並非治癒癌症（治癒的希望往往很渺茫）。

一九八九年的諾貝爾生理學或醫學獎由畢夏（J. Michael Bishop）和法慕斯（Harold E. Varmus）共同獲得，因為他們發現了「反轉錄病毒癌症基因的細胞起源」。後來，歐巴馬推薦法慕斯出任美國國家癌症研究所所長。他在領獎演說中引用了英國史詩《貝奧武夫》（*Beowulf*），那段話讓我想起雪洛，還有照顧一名癌症患者代表的意義，以及護理師給予的光和熱是多麼的重要：「《貝奧武夫》教導我們，斯堪地那維亞的大殿對一千多年前的苦難生命有多重要——集中於那些建築物裡的光線、溫暖和生命力就是一大安慰，抵擋著冬日的漆黑、寒冷，以及死亡持續不斷的威脅。」

姑息性放射治療就像是用湯匙把一根釘子敲進棺材。身體已經逐漸瓦解，困在深色棺材裡，卻又尚未化為塵土。不過，姑息性放療有時會用來控制症狀。腫瘤可能壓迫到氣管，害病人窒息而死，這時姑息性放療可以瞄準那顆腫瘤，讓病患不至於窒息而死，而有另一種更好的死法。雖然不是自然死亡，卻不那麼痛苦。在醫院常聽到「自然死亡」這幾個字，好像自然死亡是一件愉快的事。其實不然。癌症的自然死亡看起來怵目驚心，一點都不自然。人逐漸衰弱，發出異味，血管腫脹扭曲，身體不停流汗，直到滲出液體，像野餐後被丟在陽光下的起司。自然死亡可能是最殘忍的酷刑，姑息性放療雖然也很折磨，有時卻是仁慈一點的酷刑。

我爸快死了，過程卻恍如慢動作。儘管如此，他還是想要他能擁有的每一分每一秒。他打了很多曲馬多（tramadol），導致視線模糊，難以長時間保持清醒，但清醒時，他跟我媽就會一起去海邊看海、看鳥、看光線。死前幾個月他看的日出日落，比他這六十三年來看的還多。這些事情對他來說變得很重要。他接受姑息性放療，令我感到不安。我想要他的眼底裝滿日落，他的手牽著我媽的手，我想聞他身上的氣息，把頭靠在他的肩上，嗅他毛衣的味道，感覺我們之間的空氣——千千萬萬的回憶，還有流動的時間。坐在瀕死的父親身邊，我不再是坐三望四的大人。我又變回四歲的小女孩，跨坐在他的肩膀上，他指著星星告訴我星球的故事。十四歲的我，剛跟男朋友分手，靠在他懷裡哭泣。二十幾歲的我，把剛出生的女兒交到他手中，他臉上是純然的喜悅，如此完全而絕對；那種表情我從沒看過，往後也不會再有。這些我全都想要。

聖誕節那天我們去海邊。吃完聖誕節午餐之後，我們通常會把擺出來的桌遊推到一邊，躺在丟滿糖果紙的沙發上睡午覺。但我們知道這是爸爸的最後一個聖誕節，因為化療、姑息性放射治療和類固醇都沒用了。大家心裡都有數。

海邊很冷，爸爸嘴唇發青。他討厭寒冷，曾在撒哈拉沙漠穿毛衣，因為「外面有點冷」。現在這裡是冬天，眼前是愛爾蘭海，我爸已經奄奄一息。但我想多拍幾張照片。我拿著大相機，動作盡量自然，假裝趁著找貝殼時偷拍他的身影，捕捉他隨著光線從灰變藍、再變綠的眼波。

我想抓住他的色彩，想要有多一點時間。姑息性放射治療或許能讓他多活一天、一個禮拜，甚至一個月。但我又不希望用湯匙太過緩慢地敲下棺材的鐵釘，讓他失去眼底的光芒，或是尿失禁、身體滲出液體或痛苦不堪。我看過太多例子，忘不了那種慘況。我們不需要戰爭和嚴重車禍來提醒我們生命的可怕。有癌症就夠了。

「跳進來。」我爸拉開被子，對雪洛示意。

她哈哈笑，發自內心的大笑，然後繼續記錄。「你這個老不修。」她說。

他們四目相接，會心一笑。

這是我爸在世的最後一天——我們並不知道，雪洛卻已經猜到。我爸選擇回家面對死亡，雪洛一直守在他身邊，只有泡茶、打電話，或是讓我們父女獨處，才會下樓（我媽或我弟在的時候，她就不會離開）。她不會跟我討論護理相關的事。今天，我是她照顧的患者的女兒。她常按著我的肩膀；扶我爸使用坐式便桶時，她就會把我支開。我在走廊上聽到他們有說有笑。

我坐在他旁邊，看著爸爸、雪洛，以及他們之間的友誼，試著瞭解我做了一輩子的護理工作。我媽跟我弟都在樓下。我想像我媽靠在我弟的懷中啜泣。雪洛的目光停在我爸身上的時間比平常久一些。我循著她的視線看過去——雖然對我來說很艱難。我爸從來就不高大，但癌症讓他變得更瘦小。他的皮膚鬆垮垮地掛在瘦弱的四肢上，臉色不再一樣，不是黃色而是灰黃色，深陷的眼窩周圍也灰灰的。他聽不見，因為拿掉了助聽器，所以說話都用吼的。他失去了味覺。這是最糟的一部分。「我倒不如死了算了，連晚餐是什麼味道都吃不出來。」他翻閱再也無法親手做的食譜：羊肉塔吉鍋、起司舒芙蕾、康瓦爾比目魚佐骨髓和芹菜、法式洋蔥湯。「妳知道嗎，我從沒做過紅酒燉雞，一次都沒有，」他吼道。

「但是你做過香橙鴨胸啊，」雪洛說：「搭配藍莓醬。你跟我說過你下廚的事，所有你了不起的事蹟。」

我跟雪洛說了我的童年：回到家（史蒂文尼奇的社會住宅），看見我爸掛在門框上的獵物——雉雞；帶朋友回家喝下午茶，發現他正在煮包餡牛心；或是每晚到市民農地撿我們當晚要吃的蔬菜。我跟我弟超討厭刷胡蘿蔔上的泥巴，很羨慕在朋友家看到的那種裝在塑膠袋裡乾乾淨淨、噴了很多殺蟲劑的胡蘿蔔。我說話時，我爸睡睡醒醒，睡姿滑稽：一隻手臂抬起、擱在額頭上一動也不動，每次手掉下來，他就會整個人驚醒。他發出呻吟，呼吸聲變弱。

我說完話時，雪洛看看他，再看看我。「我想我們應該把妳母親叫上樓，陪在他身邊。」

我不想點頭，不想承認雪洛暗示的事：我爸已經接近死亡。我看出他的呼吸變慢，先是焦躁不安，後來變得很安靜。但我還沒準備好讓他走，還沒有。

「這裡很舒服。」她說：「今天天氣又很好。」

窗簾半掩，因為光線會刺痛我爸的眼睛。但我看到太陽把天空染成金黃色，鳥群排成的圖案在雲間飛舞，也聽見屋頂上的海鷗叫聲。

我爸在家中的床上迎接死亡，我媽抱著他，我弟抱著他，而我抱著我媽。沒有痛苦，有的是尊嚴，是舒適。我想像不到有比這更好的死法。我們有充裕的時間說出想說的話，不必要說的話就放在心裡。我媽有充裕的時間看著他，他也有充裕的時間看著她。我們又哭又笑，直到最後一刻，他都保有完整的自我。看來我爸對迎接死亡很有一套。教我用喜樂、情感、寬容和真誠活出生命的是我媽，但教會我如何面對死亡的是我爸。他到死都沒有失去幽默感和尊嚴，也一無所懼，身體縮小的同時，精神反而變得強大，最後瀰漫在空氣之中。

儘管如此，我還是害怕。看著我爸的呼吸愈來愈緩慢虛弱，我多麼想把我媽和我弟推到一邊，按壓他的胸骨，幫他急救，讓他的心臟恢復跳動，就像我對無數人做過的一樣。我身體的每條肌肉所受的訓練，就是要在這種時候派上用場。我無法救活我爸。今天我不是急救護理師，我甚至不是護理師，只是一個女兒。這讓我心痛。所有一切都讓我心痛。

我望著窗外，緊緊抱住不停啜泣的媽媽，直到我弟扶著她站起來。但此刻天空已經從金黃色變成深得不可思議的藍。沒有月亮。我把頭靠在我爸不再起伏的胸膛上，努力聽他的心跳。但心跳已經停止。

我爸過世後幾天，有一晚我在寫第二本小說《女人為王的國度》（*Where Women are Kings*）的最後一個段落。我跟出版社簽了約，正在修潤草稿。照顧爸媽和悲傷讓我心力交瘁；我跟孩子的爸十二年來的關係宣告破裂，難以挽回。我無法想像比這更黑暗的天空，但我希望寫下自己想說的話，我必須說的話。我不知道其他小說家怎麼樣，但我無法把自己跟作品或人物切割開來。我覺得自己就像《ＥＴ》裡的小男孩艾略特，跟書中主角感同身受。那些角色變得如此真實，我會夢見他們，跟他們對話，他們甚至會跟我爭執。今晚的狀況剛好相反。我的主角必須跟我感同身受。之後，我會為了更動結局、讓主角在結尾死掉（誰會買這種結局的書？）而跟編輯爭辯。但我的編輯感受到我強烈需要這麼做。我的第一本小說《在遙遠那方的太陽鳥》（*Tiny Sunbirds Far Away*），基本上是關於存活的故事，有些家庭無論如何都能存活下來。這本小說卻是陰森森、藍得發黑的無月午夜。有些家庭就是無法存活。

幾天後，我返回工作崗位。全身麻木冰冷。「如果現在不回來，我可能永遠都回不來了。」我對擔心我太快回來上班的主管說。但那天我接到的第一個急救任務就是到腫瘤科。腫瘤科病房比醫院其他地方都要安靜。護理師刻意放慢動作，放輕聲音。這裡的訪客比別的病房更多，一群群家屬紅腫著眼擠在病房外，外套都還沒脫下來。走廊兩邊各有十幾間病房，還有一個小護理站，跨領域團隊的成員翻閱厚得不可思議的記錄。在這裡，你會看到止痛團隊、感染控制護理師、褥瘡護理師、物理治療師、喪親扶助人員、血液專家、腫瘤專家、放射治療師等等。醫院的牧師進進出出病房，為無神論者、不可知論者、伊斯蘭教徒、基督教徒禱告，好人壞人都一視同仁。

護理站左邊是另一條長廊，然後是主要病房區，每張床都用布簾隔開，家屬坐在塑膠椅上，床上的病患瘦成皮包骨，餓著肚子，頭往往都禿了，身體愈縮愈小，癌症愈長愈大，身旁就是點滴架和注射嗎啡的針筒推進器。走廊盡頭是家屬休息室，醫生和護理師在那裡宣布噩耗，漸漸也成為箇中專家，知道真誠的語言是人麻木冰冷時唯一聽得懂的語言。「妳丈夫昨天晚上去世，請節哀」這句話，從來不會用「他在睡夢中平靜地走了」取代。

護理師打電話催家屬趕來醫院，同時要考量他們途中出車禍的可能性。「你可以今天早上過來嗎？她現在狀況穩定，但是我認為你過來會比較好。」

他們靠經驗判斷什麼時候該叫家屬過來，而不是只看數字或血液報告。根據他們跟家屬有過無數片斷的對話，他們知道怎麼表達，才能讓家屬快速而安全地趕來；如果他們認為趕不上，就會請當地警察轉達消息，盡快把家屬帶來醫院。有位資深護理師告訴過我，腫瘤病房最重要的資料不是血壓、診斷或治療計畫，這些當然很重要，但最重要的是家屬的電話號碼。「千萬別忘了清楚記下電話號碼。」沒有任何事比無法及時聯絡到家人更教人心痛了。

「我們得繼續壓胸，再兩分鐘。」護理長羅納說。他知道家屬再兩分鐘就會趕到，也跟病患的先生很熟，知道他一定要見到太太最後一面。這件事在日後將意義非凡。所以羅納要住院醫生繼續壓胸，儘管資深醫生建議停止急救。「再一輪。」他說：「她丈夫就快趕來了。」

羅納知道哪怕只有一小片刻，「她快不行了」都遠比「她過世了」更教人安慰。他知道對很多病患來說，結果已經無法改變，但小小的慈悲可能會讓結果對家屬不那麼殘忍。病痛從來就不是一個人的事。病患的丈夫不會記得壓胸的醫生。隨著時間的流逝，他會忘了急救的殘忍、親人流的血和打過的針，以及按壓一具脆弱軀體的猛烈力道。但他會永遠記得自己握著太太的手，陪她走完最後一程，在她耳邊輕聲說出心裡想講的話。

我小跑步穿過病房，盡量不盯著病患瞧，但他們多少看起來像我爸。同樣牌子的睡衣、同樣的乾咳、床頭櫃上沒碰過的水果、身旁笑得太賣力的妻子。我咬著牙跟團隊走進病房，只見一個男人戴著氧氣罩坐在床上。有個醫生走出來，脫下手套。「一場烏龍。」他說：「他們以為是過敏反應，但病患沒事。」小組成員一個個走掉，但我的雙腿卻黏在地上，最後只剩下我跟病患兩個人。他脫下氧氣罩，微笑著說：「可以占用妳一分鐘嗎？」

「沒問題。」我在他身旁坐下，把他要的報紙（擱在他的床旁邊）遞給他。

「可以念賽馬比數給我聽嗎？」他翻到比數那一頁。我有一堆文書工作要做，待會還有教學工作。「很快念過去就好。」他說：「我不想麻煩人，但我沒有眼鏡什麼鬼也看不到。」

我念出賽馬的名字和賠率。

他不時揮著拳頭說：「就是牠了！」

我沒抬起頭，但聞得到他皮膚散發的化療金屬味，也聽得到點滴的抽送聲。但是讓我情緒崩潰的，是那雙整整齊齊放在床下的拖鞋。跟我爸的一樣。

我壓抑多日的淚水瞬間潰堤，還不小心翻倒他放在床邊的水杯。「對不起，」我說：「對不起。」

我起身想逃，但他抓住我的手把我拉回椅子，我淚流滿面。他把我拉向他的手臂，按住我，我聽得到他的呼吸，他的肋骨抵著我的顴骨，我的淚水泉湧而出。過程應該只有幾秒鐘，感覺卻更久。那一瞬間，他成了護理師，我成了病患。

「哭吧，孩子。」

「對不起，我這樣很不專業，應該是我幫你才對。」

「什麼話。」他說：「人跟人本來就該互相幫忙。」

我哭了又哭，體內每個細胞都希望此時此刻抱著我、因為癌症不久人世的病患是我爸。

雪洛出席了我爸的喪禮。她站在後方的門邊，跟親友拉開距離，低調而客氣。我站在前面抱著我媽，身旁兩個孩子淚眼汪汪，但我還是看到了雪洛臉上的淚水。

我弟弟上台致詞時，感謝了雪洛。「她幫助我爸用保有尊嚴、沒有痛苦，而且完全如他所願的方式告別人世。我媽撐不下去的時候，是她帶爸爸去做安寧療護，哄他說巡房時會給他喝威士忌——也真的如他所願。每次我從倫敦發訊息給她，無論早晚，她總是在電話的另一頭。當她知道我爸快不行了，即使放假她也趕了過來。她的專業盡責當然沒話說，但遠遠不僅如此。對我們家來說，她是護理師。對我爸來說，她是朋友。她愛我爸，我爸也一樣愛她。」

該我上台時，我的腿在發抖。我走上講台，盡量不去看我媽或想像我爸就躺在後方的棺材裡。我一向多話，今天卻不知該說什麼，只好念出我爸留下的文字——雪洛幫我找到的。她鼓勵他想一想自己希望有什麼樣的喪禮，甚至也幫我媽規畫。她認真地告訴我媽，如果想把我爸的骨灰灑在海上，可能需要有人願意幫忙。後來我媽跟她說，當地有個大塊頭漁夫有艘船，也願意幫忙。「是伊安會喜歡的人。」她說。

念出我爸的遺言時，我沒看我媽，但瞥了一眼雪洛的表情。我聲音哽咽，不知該怎麼開口，但她對我微微點頭，給予我拿起紙條、挺直腰桿的力量。我開始朗讀：

「愛是唯一重要的事。我說的是在場的你跟我：你對妻子、丈夫、情人、兒女的愛，還有或許是最珍貴的一種愛，你對孫兒的愛。那種愛，深刻到你願意用生命去捍衛；高到你可以瞥見天堂，甚至相信有天堂。也許有些人還沒看過。也許有些人跟我一樣幸運。我要說的只有這些。去愛吧。到最後那是唯一重要的事。好好深愛彼此。」

11 遲暮之年

如何對待社會最弱勢的族群，是度量一個社會進步與否的指標。——甘地

死亡往往不是最糟的事。年老體衰是很多人逃避不了的殘酷命運。我們都會生病、死亡——也會老去，只能期望屆時照顧我們的人善良慈悲，為他人著想。但這些特質學得來嗎？是與生俱來，還是可以改變？

達爾文認為道德比宗教更早出現，促使科學家、神學家、數學家、演化論者，甚至政治家都投入「利他主義」的研究。儘管如此，仁慈從何而來仍然是個謎。達爾文自己承認，「適者生存」或許包含了「仁者生存」的概念。任何一個文明要能體質健全地存活下來，其成員勢必要互親互愛，願意犧牲小我，完成大我。科學報導作家喬治・R・普萊斯（George R. Price）更進一步發現一條公式，證明了「無私」其實是為了更大的存活目標。

換句話說，利他主義不是無私且合乎道德，而是自私、遺傳下來的。他不知道拿自己的理論怎麼辦，一心想要相信仁慈天生，人性本善。普萊斯後半輩子都在追求社會正義，也樂善好施，最後卻選擇自殺，跟德瑞克一樣割斷自己的動脈。他無法為這世界找到意義。

對我來說也很難，但是最後我找到了護理工作的意義，而且是用最艱難的方式才學會這一課。我像老鷹盯著雪洛不放，眼神就跟多年前我第一次看到護理師工作時那樣熾烈。但這次是為了私人因素。要等我完全轉換角色，才真正瞭解慈悲有多重要。要等到我爸臨終，我才瞭解身為人有多寶貴、多脆弱、多容易受傷。不只是醫院裡的病患，你我也一樣。總有一天，我們必須仰賴陌生人的慈悲。我瞬間領悟：我爸有一天可能是你爸，或許已經是了。而你我有一天都可能是葛萊蒂、德瑞克，或是茉莉的姑姑。護理比我以為的簡單，其實不需要太深奧的理論。護理其實就是幫助需要幫助的人。

當然了，我們都知道有些護理師並不慈悲，各行各業都有這樣的人。護理助產協會網站列出的護理師瀆職案，很多都跟照顧長者有關：未盡照護之責、虐待病人、傷害或約束病人、怒吼、咒罵、拳打腳踢等駭人的案例層出不窮。

照顧長者呈現了護理工作最真實的一面。照顧長者時，科技跟藥物變得沒那麼重要，甚至能不能治癒也是。重要的是對人心的照護：尊嚴、支持、關懷、體恤和尊重。但目前危機當頭：英國的老人人口快速增加，超出我們所能負荷，英國衛生部預估往後十年會再增加百分之二十。人口老化的同時，醫院的對應部門卻供不應求，再加上社會福利被刪減，需要基本照護、但健康無虞的老人往往無處可去，只能擠進醫院，占去其他可能需要醫療資源的病人床位。保健署每年花八億兩千萬英鎊，在不再需要緊急治療卻仍待在醫院的長者身上。社區醫療保健的經費不足，醫療系統本身也不勝負荷。住院老人的健康往往快速惡化。舉例來說，每住院治療一天，他們就會流失百分之五的肌力。愈晚出院，出院的機率就愈低，體力也愈虛弱。

醫院的老人照護也跟過去不同了。醫院成了長者動複雜手術的地方，期望藉此維持、甚至改善他們的生活品質。「放棄急救同意書」在老人病房仍然很常見，但醫生現在很少（過去很常見）在理由欄填上「年老體虛，急救可能無效」。相反地，除非是癌症末期、腎衰竭末期或心臟衰竭，無論病患是六十五歲或九十五歲，都能享受有品質的生活。醫院為年長病患做的治療也愈來愈危險、複雜。

人口老化引發的文化轉變，為各國醫療系統帶來了重大的影響。照顧老人是苦力活：把失禁病人抬到椅子上，一邊幫他們換床單，一邊陪他們聊天。擦洗、協助如廁、更衣、清潔假牙、梳頭髮、幫他們握住湯匙或杯子、拍拍枕頭或握握手。許多老人一住就是好多天，太早回家又沒有得到需要的照護，再度被送回醫院時反而狀況更糟。護理師在病人之間奔走，有忙不完的工作：源源不絕的清洗、發藥、幫病人翻身、換床單、發送你不會想餵給狗吃的餐，偶爾還要偷渡家人送來的千層麵（有個護理師常做這種事）。發藥更是沒完沒了。護理師少得可憐，儘管「法蘭西斯報告」（譯註：二〇一三年一份震驚英國的調查報告，報告中指出英國多家公立醫院因品質低劣及醫療疏失，造成多名病患枉死）發表之後，當局聲明：「照顧長者應該用心聆聽並重視其需求，隨時給予關懷、尊重，並維護其尊嚴。」

我共事過的護理師大都善良、仁慈又有愛心。但就跟所有工作一樣，好的護理師也有不順的時候。也許是私人因素，也許是外在或政治上的壓力。當社會、雇主和媒體都貶低你的價值時，還要笑臉迎人實在很難。筋疲力盡、持續處在不安全的環境中，也很難一直親切待人。過勞（長期無法解決的工作壓力）的現象不但常見，也很嚴重。研究顯示，過勞會導致精神失調和冠狀動脈心臟病。護理師還暴露在另一種風險中，有人稱為間接創傷壓力症候群，或是同情心疲乏。護理師的「同情心疲乏」最早在一九五〇年診斷出來，患者會持續感到壓力和焦慮，也會嚴重影響他們照顧病患的能力（這些病患需要，也理應得到良好的照護和細心的關懷）。有項研究發現，高達八成五的急診室護理師有同情心疲乏的問題。這跟過勞不同。過勞是一個漫長而緩慢的過程，經過證明屬於一種憂鬱症。同情心疲乏在照護者身上很常見。護理師一點一點吸收病患所受的創傷，就像照顧感染病患的護理師，自己也處在被感染的風險中。照顧病人的負面情緒，也讓護理師有產生負面情緒的風險。即使每天只吸收些微的悲痛、孤單和傷痛，一樣很危險，到頭來也會吃不消。

但護理師失職沒有藉口可言。每次看到不稱職的護理師，我都心驚膽戰。我很慶幸我在護理師生涯中只看過少數這樣的人，絕大多數的護理師在各種狀況下都很善良、仁慈，有愛心。幸運的是，仁慈同樣具有感染力。只是我也見過一些優秀的護理師有心煩不順的時候。這其中更大的政治問題值得檢討。例如在老人病房，可能碰到三十張病床卻只有兩名合格護理師的窘境。

這禮拜人員短缺的情況尤其嚴重。後來我聽病房護理長說，值班護理師往往整天下來連喘口氣的時間都沒有。我認識一個在這裡工作的護理師，她隨時在口袋裡放葡萄糖錠，免得血糖降得太低；有幾次連午餐或晚餐都無法休息，害她累到暈了過去。另一個護理師則是膀胱炎反覆發作，診斷後發現是因為她一直憋尿。有些時候，真的忙到連上廁所的時間都沒有，乾脆就不喝水，因為你知道不會有時間上廁所。

世界當然在快速變化中。除了人員短缺，還有更深層的社會問題。人與人之間變得疏離，關係不再緊密，社會價值也在改變。我們崇尚青春活力，老人不像在西非或其他地方被視為智者及社群中的重要成員。我們把老人視為負擔，害怕老去，現況也確實令人恐懼。根據英國長者照護機構（Age UK）的調查，老人雖然為經濟貢獻了六百一十億英鎊，卻有將近九十萬老人的社會福利需求未被滿足。

那時候，我覺得自己一點慈悲都不剩。我累壞了。我跟孩子的爸分手，不得不賣掉原來的房子，連負擔租金都很勉強。我工作的時間長得嚇人，護理工作之外，還要寫作和教學，即使這樣也入不敷出。雖然還不至於像很多護理師領了薪水就得拿去還錢，或是領救濟食物，但也很接近了。我發現我女兒在鞋子上黏膠帶。她看見我走近時跳了起來，慌忙地把鞋子藏到背後。當我看到她穿去學校的鞋子破了好多洞的時候，她抱著我說：「沒關係啦，媽，這樣下雨的時候，水就不會再滲進去了。」那時她才十歲。

我一敗塗地，覺得自己是世界上最糟糕的母親。

我想念我爸。

我終於知道並瞭解護理工作是什麼，也累積了專業護理師該有的技能和經驗，但我不確定自己還有沒有幹勁。我沮喪，過勞，疲憊不堪。我確實覺得自己有同情心疲乏的問題。

走進老人病房之前，往往就能聞到味道。在這裡，大小便失禁很普遍，護理師又往往少得可憐，碰到緊急狀況時，清洗、如廁和尊嚴就是最先放掉的東西。我穿過一陣刺鼻味，眼睛都泛出淚水，走向圍在病床周圍的一群人。有個醫生在床邊幫一個男病患壓胸急救，他瘦小到肋骨斷裂的聲音都聽得見。嘎扎嘎扎的聲音，像走在新雪上一般。床邊很多人，但大多數人可能都是在看熱鬧。

於是我轉去接另一通正在閃爍的叫人鈴，有個男病患顯然很痛苦。穿過老人病房，看到這裡的病患，就是教人好好活著的一課。聖經《約伯記》中說人的壽命有限。但身體停擺之後，生命仍會延續。老人病房的病患看起來都奄奄一息，彷彿漸漸要回歸塵土，有些人似乎整個被病床吞沒。醫院到處都有老人，內外科病房、門診、腫瘤科、精神科都有。但在老人病房，你會看到很老很老、虛弱到難以想像的老人。這裡的病患可能因為在家跌倒而入院，或是神智不清，或是重複的肺部感染。兩邊的四床空間住的都是老到不行的長者。女性病房則在對面走廊。

有個皮膚薄如紙張、臉頰凹陷的男病患，把顫抖的手伸向托盤。托盤上放著大人用的塑膠吸管杯，杯口有牙齒的咬痕。他搆不到杯子又不說，或是沒辦法說。他頭上方的一個大白板上寫著他的資料，字跡很亂。護理站上方也有個類似的板子寫著：「記得：說英語。」

病患資料板上用綠色筆寫著：「吉爾德先生，沒有過敏。」板子上還寫著「探病時間：下午三點至五點」，但不見有人來探病，他或這裡的其他病患都是。對我的外籍同事來說，沒有家屬來探望住院的老人很教人吃驚。「其他國家沒有這種現象：老人身旁沒人陪伴，自己獨居，只靠陌生人照顧。」

我停下腳步，深呼吸，想拿出力氣伸出援手。我的眼睛泛淚，累得都快睜不開了。但是我也沒辦法就這樣走過去。病房的其他護理師都很忙，周圍也沒人，雖然我看到一扇隔間門打開，裝在黃色塑膠袋裡的髒被巾一包包被丟出來。

我看看錶。我得去安親班接兒子和女兒，不能遲到。我想像他們坐在座位上等我，每次都是課後社團最後離開的小孩，兩眼巴巴地望著窗外，看到我才臉色一亮。「對不起。」我說。每次得到的回答都是：「媽咪，沒關係。」他們從不抱怨，這讓我更加難過。

但我看看床上的老人，他的表情，他的孤單。

我想起我媽以前去上社工課，週末去工廠打工賺學費，晚上還到撒瑪利亞會當志工。她一定累壞了，待人卻還是一樣溫柔體貼。我想起雪洛，想起她對我爸的意義、她在我爸身上所花的時間（常常放假也跑來，為了我爸迫切所需的溫柔照顧，她把自己的生活都擺在後面）。

「你好，吉爾德先生。」我說，半拉上窗簾，把混亂的病房、奔忙的員工和叫人鈴聲都擋在外面。我坐在他床邊的椅子上，椅座濕答答也不管。我伸手把那杯微溫的茶拿到他面前。他的手抖得很厲害。「我來幫你。」我一手扶住他的頭，一手把杯子湊近他乾裂的嘴唇。他喝水的樣子好像已經渴了好多天。我不敢去想他上一次喝水是什麼時候。不一定是護理師的錯，今天人手不足。但那都幫不了吉爾德先生。喝了水之後，他的臉不再那麼扭曲，手也比較不抖了。之後他靠回床上，光是活著都讓他費盡力氣。他露出微笑，表情平靜了些。

但他在發抖，身上的毯子幾乎跟他如紙的皮膚一樣薄。「我再去幫你拿一件，」我說：「今天很冷。」

我經過鎖上的藥櫃、雙水槽，還有大大的白板，上面列出病患和醫生名單，還有一大片護理師現在必須填寫的資料，包括「上個月跌倒次數」、「上個月MRSA（多重抗藥性金黃色葡萄球菌）感染數目」、「褥瘡數目」，還有其他不該在醫院發生卻常發生的可預防疏失。我經過病患廁所到被單間，裡頭有床單和枕頭套，但沒有毯子。匆匆經過的護理長對我說：「等一下才會送來，我已經打電話去催了。妳得先去其他病房借。」

沿著走廊延伸的是自費病床，而且不斷在擴張。那是另一個世界，那邊似乎什麼都有，永遠不缺東西。我的團隊會定期檢查那裡的心跳停止急救推車，確保上面該有的都有，也沒有不該有的物品，比方太多盒手套、已經禁用的舊式鼻咽人工氣道、舊電池、過期的電擊片，有次我們甚至找到一個裝滿鈕扣的珠寶盒。急救推車上有個（或應該有個）低血糖包，免得病患的血糖低到有生命危險，裡頭還放了一罐葡萄適。但很多時候都會不翼而飛，護理師常把錯怪到值晚班的住院醫師頭上——因為站了十二小時，需要補充體力。

跟隔壁病房不同的是，自費病房要輸入密碼才進得去。自費病床在保健署的占比愈來愈高，有時健保病床不夠，只好把病人送去自費病床。這對保健署有害而無益。執業護理師緹妃有次有感而發地說：「當著大庭廣眾做一件事，就沒人會看出有什麼問題。私有化正在我們眼前上演。」

我按下門鈴，等接待員用嘹亮的聲音喚我進門。進門後，沿著一塵不染的走廊前進，經過病患家屬，其中多半是穿著設計師長褲和拖鞋的中東人。當然也有很多病患選擇留在家裡，由西方護理師和中東醫師照顧。不少護理師到沙烏地阿拉伯之類的國家工作過，花一、兩年賺錢還債，或存一小筆錢回家買間公寓。這樣可以賺更多錢，而且大都不用繳稅，住的地方消費又低。我就沒辦法。有個朋友回國後跟我說：「那裡的男同事對女護理師視而不見，不尊重她們，也不聽她們說話，有時還對她們吐口水。世界其他地區的性別文化問題很複雜。妳會學到很多，但不全然都是好事。」

我的醫生朋友穆罕默德來自阿曼。他對中東地區的護理和醫療就有不同的意見。「情況在改變。對待女性的態度變好了，大家也會尊重護理師。薪水很好，但高溫很難熬。我在陰雨綿綿的英國比較開心。」他喜歡收集各種顏色和大小的雨傘。迎新板上放的不是他的笑臉照，而是他的名字和一張黃雨傘的照片。

在自費病房裡，每個病患都有自己的房間、廁所和電視。一切都潔淨無瑕，房間裡有書桌、舒適的椅子和一大面鏡子。床頭櫃上備有一份供應各式餐點的菜單，包括符合猶太和伊斯蘭教規的食物，背面還有阿拉伯文版。菜單旁是一小包透明的名牌盥洗用品包和塑膠袋包裝的毛茸茸拖鞋。床上有多餘的毛毯和兩顆枕頭，枕頭套潔白又柔軟。要不是有氧氣和抽痰管，簡直跟五星級旅館沒兩樣。我靜靜望著窗外幾分鐘，想著隔壁房的老舊塑膠茶杯，裡頭裝了微溫的茶，擺在年老病患拿不太到的地方。我找到被單櫃，趁著四下無人，抓起兩條毛毯，塞在手臂下，拿去給吉爾德先生。

回到病房時，我看見理髮師正在幫他隔壁床的病患梳頭髮。我對他們微笑。這是多麼重要的工作啊！我們有時會談到「肌膚飢渴」的問題，老年人可能欠缺跟其他人身體接觸的機會。想像一下從沒被觸摸的感覺。研究證明，正面的身體接觸，如擁抱，能有效降低成人的血壓和心跳。

吉爾德先生睡著了，看起來幾乎像死掉了一樣，張大嘴巴猛喘著氣，但老年人睡覺確實會這樣。

我丟下他，走去女性病房找瓊斯太太。她讓我想起家族裡的許多女性，尤其是我外婆。她也是個直來直往的威爾斯女人，一頭完美的鬈髮，眼睛笑咪咪的。瓊斯太太跟我們家的女人一樣很有個性，年紀很大，脾氣很硬。她有慢性阻塞性肺病（COPD），整天都需要氧氣才能呼吸。肺病讓她無法活動，肌肉因此萎縮，害她無法行走，只能坐輪椅。她還有很多其他的健康問題，包括心臟衰竭和糖尿病，即使這樣也阻止不了她享受生命。她已經高齡九十二，但只需幾秒就能解開高難度的字謎。

「護理師，今天晚上偷偷幫我多打些胰島素。」瓊斯太太笑著對我說：「我有點調皮。」我停下來翻她的記錄。昨晚她按了急救鈴，但沒有心跳停止。「瓊斯太太，又偷喝琴酒了哦？」

瓊斯太太咯咯一笑，舉手遮嘴，那一瞬間年齡遠去，她變回了二十歲。「有人帶了些東西給我。」她回道。病患會偷渡各式各樣的東西進醫院，像是酒、藥品、賣給其他病患的雅芳產品。更糟的是，病患和家屬也會把東西帶出醫院，如護理師的包包、藥物、電視、其他病人帶來的違禁品，甚至連六呎高的大鐘也無法幸免。新的大鐘後來只好拴在地上。我的同事說：「沒有什麼比看到公立醫院的東西得拴起來、免得遭人偷走，更讓人難過了。」但偷竊很常見。聖誕節時，慈善機構放在醫院、準備發給在加護病房跟死神搏鬥的病童的禮物也被偷了。有一次有個護理師才小睡一下，醒來時放在頭旁邊的皮包不翼而飛。護理師都盡量不帶現金來上班，也會把包包鎖在辦公室裡，以防有人趁他們上班時偷走皮包裡的現金。

「不是，甚至比琴酒還糟，」瓊斯太太說：「是哈根達斯冰淇淋。」

我豎起眉毛。之前有個醫護助理告訴過我：「她好像永遠有滿滿一櫃子的甜食。我們從沒查清楚那些甜食和巧克力是哪裡來的，但我懷疑是那個大家都知道會爬錯床、跟其他病患鬼混的病患。」

冰淇淋還真是讓我刮目相看！除了偷渡違禁品，瓊斯太太還會逗得其他病人哈哈大笑。即使肺阻塞病情逐日惡化，但她永遠開開心心；我知道她一定很難受。突然她的笑容從臉上消失了。我看見一群人走向我們。

羅伯森醫生正在巡房。並非所有護理師都樂於助人，醫生也一樣。病患和其他醫護人員都很討厭羅伯森醫生。他在病房裡裝腔作勢，對周圍的人頤指氣使（有次甚至跟清潔工要病患的血檢報告，聽到對方說她是來準備下午茶的，就勃然大怒，回說：「妳就不能去找嗎？或去找有辦法拿到的人？」）。他是我遇過對病患態度最差的醫生，甚至比丟東西或每次都笑著跟病人宣布噩耗的醫生還糟糕。但我共事過的醫生絕大多數人都很好，很優秀，即使多半個性古怪。

羅伯森醫生不只怪，人還很刻薄。我們花很多時間想要怎麼整他、治他，以便發洩心裡的怨氣。但對病患缺乏尊重和仁慈的，不是只有羅伯森醫生。

「瓊斯太太今年九十二歲，有許多合併症和慢性阻塞性肺病。我們會幫她檢查，大家都可以提出她的鑑別診斷。」羅伯森醫生對圍在四周的醫學院學生說，但從頭到尾都沒看瓊斯太太一眼。

值班護理長珍也在巡房行列中，她皺起眉頭。醫學院學生是一群表情嚴肅的印度年輕人和穿高跟鞋的白人女性。我發現醫學院女學生很常穿窄裙、低胸上衣和高跟鞋來工作，實在想不通為什麼。整天接觸體液、在醫院裡跑來跑去，幾年下來，她們大概就會改穿平底鞋和看起來沒那麼昂貴的衣服。

「瓊斯太太，我們要替妳做檢查。」珍大喊：「請好好坐起來，這樣才乖。」

我閉上眼睛。我很驚訝瓊斯太太沒給她一拳。我張開眼睛時，她甚至在笑。「什麼事，親愛的？」

「羅伯森醫生來了。」珍又吼道：「現在他要幫妳檢查。」她拉高嗓門說。瓊斯太太拉下耳朵，用手摀住。珍靠上前，她身後的學生也靠上前，彷彿被一條隱形線給黏住。「醫生要幫妳檢查，親愛的，讓妳舒服一點。」

過了幾分鐘，珍的嗓門大到連辦公室的醫護助理都跑出來看，隔壁床的病患也開始咂嘴吼叫。「不得安寧，不得安寧。」

瓊斯太太把手放下來。「我該死的又沒聾。」她說：「我幹嘛要聽妳的。該死的我也不笨。」

一行人慌忙走開，珍滿臉通紅。可惜這不是我唯一看見態度高傲、看不起人、沒同情心，甚至只會對病人殘酷無情的護理師。老實說，有個跟我共事的護理師，就算讓她去照顧天竺鼠，我都不放心。她對所有病人都很粗暴，被指派工作時就會發出不悅的聲音，即使頭上的叫人鈴閃著紅燈，也照樣坐在護理站翻雜誌。倒楣的是她的病患，有的甚至病得更重，至少無法很快好轉。南丁格爾說：「如果病患覺得冷，發燒，頭暈，吃過東西後想吐，或是長了褥瘡，通常問題不在疾病，而在護理本身。」

我懷疑情況是不是愈來愈糟，醫生和護理師是不是對病患愈來愈壞，我們是不是美化了往日的護理工作。我懷疑我們的社會是不是有集體「同情心疲乏」的問題。Hiraeth這個威爾斯字意指懷舊，或是對再也無法復返的過去或從不存在的事物的渴望。我希望我們能找回慈悲——如果它存在的話。就算不存在，我也希望我們都能像瓊斯太太一樣：對即將熄滅的火光發怒吧！

12 死亡永遠有兩種*

一定還有另一個生命存在於此時此地……這一個太短暫，太破碎。我們一無所知，甚至對自己也是。——吳爾芙（Virginia Woolf）

希爾德嘉·佩普羅是一位多產作家，也是護理學家。她認為護病關係的最後階段（護理的核心意義所在）是解除和終止。護病關係唯有當病患出院或死亡才結束。「護病關係的一個關鍵面向就是護病關係是暫時的，跟社會關係相反。」佩普羅說。她錯了。護理工作不是在輪完班就中止，也不是在病患死去之後就停頓。

一口白色的小棺材，另一個寶寶的葬禮。我跟同事在兒科加護病房照顧他六個月。薩姆爾是早產兒，肺部發育不全，需要多種呼吸輔助，因而引發了慢性肺病，肺部變得僵硬，難以輸氧且容易感染，一旦感染就嚴重到要接上維生機器。每到冬天，兒科加護病房就會人滿為患，擠滿像薩姆爾這樣好不容易撐過二十三、四週，卻不幸發育不良的早產兒。護理師瞭解家屬面對早產兒的心理煎熬：往往已經因為孩子早產而經歷無數心理創傷，一年後，在家受盡呵護的孩子又要回到醫院兒科加護病房，為生存奮戰。

薩姆爾母親的臉永遠痛苦得糾成一團，眼神溜溜轉，卻什麼也看不見。喪禮上來了很多人，傷心的家屬聚在一起，淚流滿面。我環顧教堂四周的哀悼者，大家都深愛薩姆爾。我數了數，包括我總共有六位護理師，其中三位輪完晚班後，坐兩小時的車趕來，已經二十一個小時沒闔眼。

護理師喬照顧薩姆爾的時間最久。喬是兒科加護病房的助理護理師。薩姆爾因為院內感染，需要隔離照顧，最後幾個月都是喬在陪伴他。喬一天有十二個半小時坐在薩姆爾和他母親身邊；晚上他母親到家屬休息室睡覺時，喬就獨自陪伴薩姆爾十二個半小時。我偶爾會去接替她，讓她歇一會兒，或是進去跟她確認藥物。她若不是在對薩姆爾唱歌，就是握著他的手，或是撫摸他的頭髮。薩姆爾的眼睛跟著她在病房裡轉來轉去，彷彿在對她笑，

＊譯註：出生多明尼加的英國女作家珍．瑞絲（Jean Rhys）的名言。原為：「死亡永遠有兩種，一種是真正的死亡，一種是別人所知的死亡。」

實際上他應該很痛苦。喬在口袋裡放著泡泡水，輕輕在他頭上吹泡泡，然後把泡泡一個一個戳破，直到薩姆爾開心地踢腿。醫生向他母親宣布噩耗時，喬陪在她身邊，即使已經下班，還是留下來把專業術語翻譯成簡單明瞭的話講給她聽。薩姆爾臨終之際，喬在他的手掌上塗了顏料，在卡片印下他的掌印，還從他後腦杓剪下一撮鬈髮給他母親。

這樣付出是一件危險的事，終究會承受不了悲傷，情緒崩潰。護理師承受的情緒太少獲得臨床上的督導，他們的所見所為也鮮少被探索，難以判斷他們的生活受到何種影響。然而，好的護理師為了幫助病患，甘冒危險。喪禮過程中，喬傷心得直不起身。後來，我看見薩姆爾的母親走向她，兩人在教堂裡抱著彼此，空氣中瀰漫的悲傷籠罩著她們身旁的小棺材。

護理助產協會職業規範明訂：

二十．六：隨時跟你照顧的人、他們的家屬和照顧者，保持客觀、清楚的專業界線（包括過去你曾經照顧的人）。

只是好的護理師不可能永遠客觀。喬是個優秀的護理師，她知道照護人就是去愛人，即使病患已經過世。

「遺體處理」也是護理師的工作之一。遺體護理，是你對另一個人能做的最親密的一件事。過程隱密，英國處理死亡的方式多半如此，而且也無法在教室真正學會。

我第一次看見屍體是在一般內科病房。當時我被分發到那裡受訓。跟我共事的護理師都是菸槍（有個懷孕肚子很大了，仍要出去哈菸），身上戴了太多首飾，頭上頂著失敗的髮型。這裡的病人罹患各式各樣的內科疾病，如糖尿病、失智症、心臟衰竭、慢性肺病、腿潰瘍、髖骨斷裂，需要有人幫助他們飲食及如廁。工作項目重複性高。我們一一幫病患洗澡，不是看誰比較急著用便器，而是按照床號。一號床病患第一個洗，就算病患在睡覺也會被叫醒。

但今天什麼都往後延。病患在床上坐起來，因為不用被迫坐上椅子或在病房裡走來走去而一臉欣喜。

我走進病房時，有兩名護理師正在按摩一名死去病患的關節。我推著茶具走進去，推車搖搖晃晃，鏗鏘作響。我停下腳步瞪大雙眼，不自覺地張大嘴巴，直到名叫凱莉的護理師抬頭對我說：「親愛的，不要緊。他命很好，走得很安詳。家屬都來了。」

「對不起，」我說，拉著推車往後退。「我從沒看過。」

我慢慢後退，每退一步都差點彎腰鞠躬，總覺得有莊重肅穆的必要。我發現兩名護理師都在按摩他的手腳，好像他還活著似的，儘管他顯然走了。他的皮膚已經灰了，嘴巴開開的，看起來不像人。

「把推車擱在外面，來幫我們的忙。」凱莉說。

我想拒絕，找個藉口溜走，再也不要看見發灰的屍體，但我知道我要堅強。

我在門外先深呼吸再走進去，穿上圍裙，把推車留在外面。「妳可以從手肘開始。」凱莉說：「已經出現屍僵現象，但我們可以按摩讓它退掉。」

我有點噁心，猛吞口水，盡量不把眼前的男人想成一個人。這是我唯一能面對的方式：只想著他的手肘（現在變成味噌湯的顏色），輕輕按摩它，讓它不那麼僵硬：不那麼死板板。我盡量不去看他兒女的照片。還是孫子孫女？曾孫？

後來凱莉跟我解釋我們正在做的事：按摩出現屍僵現象的肌肉，再用枕頭撐起他的手臂。「這樣他的手臂才不會失去血色或長出屍斑。」她說：「沒有什麼比屍斑更讓家屬傷心的。然後我們把他的假牙裝回去，用枕頭撐住他的下巴，接著為他擦洗。稍微打扮一下。最後幫他貼上標籤，再用床單包起來。夏天就得這樣做。要是蒼蠅飛進鼻孔或嘴巴，遺體很快就會長蛆。再沒有什麼比這對家屬打擊更大。」

我目不轉睛盯著另一個懷孕的護理師。她喃喃說著：「是壽衣，不是床單。」我不敢問什麼是屍斑，努力想要趕走腦中屍體長蛆、自己死後蒼蠅鑽進體內、身體變得怵目驚心的畫面。

那天下午大概四點時，我趁著吃午餐到外面去走走。

「在想什麼？」跟我坐在同張公園長椅上的男人問我。

「生命與命運。」我說。

他哈哈笑。「聽起來好嚴肅。」他轉頭面對太陽，閉上眼睛。「多美好的一天。」

我旁邊是助理護理師莎薇。我們正在處理一個在祖父母家中池塘溺斃的六歲女童遺體。房間裡好亮，我們已經盡力拉上每扇窗戶的百葉窗。房間沐浴在深黃色的光線中。躺在中間的女孩名叫芙蕾雅，在床上顯得好瘦小，頭仍躺在枕頭上，我們想盡辦法還是沒能讓她的眼睛完全闔上。我一直用指尖輕輕按住她的眼皮，為她闔上雙眼，但眼睛照樣彈開，彷彿從噩夢中驚醒。死者的父母、祖父母和兩個兄姊（分別是八歲和十歲）決定不進來看我們進行的最後儀式。他們在病房入口旁的家屬休息室等候，我盡量不去想像他們在那個房間的情景：他們無法對彼此說的話，尤其是祖父母內心的自責。每個死亡都是一齣小悲劇，但芙蕾雅的死很殘酷。

她接了導尿管、氣管插管、中心靜脈導管、兩條周邊導管，還有兩支骨間針插在她的骨頭裡，此外，還有胸管和鼻胃管。「我們不可能把所有東西都拔出來。」我對莎薇說：「應該把東西都留在裡面，用塞子封住，再包起來。我會從她口中剪斷氣管插管，然後包住，這樣看起來就不會太糟。對家屬來說，這當然很難受。」

莎薇站在我後方，大房間裡已經沒有機器了，病床旁邊很空。「這是我第一次看到屍體。」她說。

我深呼吸。我老是忘了這件事。年紀大了，從事護理工作多年，離年輕時的自己和豐沛的情感愈來愈遠，我納悶自己是不是還有那種感受。除了家屬，醫院裡總有其他人為病患的死深受震撼：醫生、護理師、每天帶茶和點心來跟病患聊天的志工、協助病人看菜單的醫護助理、走進病房的理髮師、來檢查藥單順便小聊一下的藥局助理。但感受最強烈的往往是助理護理師。資深護理師已經想辦法把心變成冰塊，以保護自己，但是要讓心變硬，得經過多年練習。我數不清自己看過多少遺體，太多了。護理師很多時間都跟垂死的（昏昏沉沉、口齒不清）病患在一起，還有斷氣不久、還沒送進太平間、肺部仍有空氣的病患，病房裡仍充斥他們睡衣的氣味，彷彿聽得見他們的聲音。他們的微粒飄浮在空中，化為光線裡的灰塵。

「有時候說話會有幫助。我是說大聲說出來，」我對莎薇說：「當作這孩子還在這裡。」

莎薇從我後面走出來，淚水滿面。「可憐的一家人。」她說。

我搭著她的肩膀，輕輕抱住她。「哭沒關係的，其實哭很好，讓家屬知道妳真的在意。」

我命令自己流眼淚，但淚水埋得太深。「哭吧。」我對自己乾巴巴的眼睛說：「哭吧！」

「在我的文化裡，為死者哭泣的時間是有限的。印度教認為應該為死者服十三天的喪。而且幫死者淨身的是家人，不是護理師。」

「這裡有時候也是。」我說：「但不是每次。最好問清楚，尊重家屬的意願。芙蕾雅的父母受到的打擊太大，連站起來都有困難……」我看著芙蕾雅。她的身體腫脹瘀青，皮膚發灰，被各種儀器覆蓋。「開始吧。」我對莎薇說，然後轉向芙蕾雅：「小可愛，我們要幫妳小小梳洗一下。」

我跟很多同事一樣，都會跟死者說話。這樣死者就不那麼像真的死去，護理師才能做好該做的工作，不至於傷心崩潰，或是感覺到死亡嚴酷的威脅。對死者說話，讓人感覺他們還活著。人死去後，房裡會有一種氣息。若你有經驗就會知道，就像跟人爭辯之後、還有什麼飄浮在空中的感覺。我認識的護理師多半都很務實，相信遺體就只是遺體而已。而我們不過是在空中飛舞的塵埃。不過每個護理師當然都有自己的鬼故事。

「妳去把水裝滿，我把東西拿出來。」

莎薇盛了一盆溫水。

「熱一點。」我說：「這樣她父母進來時，芙蕾雅的身體才不會太冰。」

莎薇抽抽鼻子，別過頭。

「慢慢來。」我又說。我的臉好乾，甚至有點癢。

我用酒精棉片擦拭塑膠托盤——習慣比什麼都要重要。芙蕾雅現在不會再發炎或感染了，但習慣讓一切如常，彷彿我正在觸碰一個活著的病童身上的中心靜脈導管。她沒有流血，但體液從邊緣組織滲透出來。我用紗布盡可能把滲透處蓋住。我拆下膠帶，在她的皮膚和導管上放上乾淨的繃帶。她的手臂下也滲出體液。我移動她的手臂，慢慢按摩，希望等一下她父母進來時，看起來會比較正常。現在我知道什麼是「屍斑」了。再清楚不過。「血液沉積」之類的神祕字彙對我再也不陌生。

莎薇開始清洗芙蕾雅的皮膚，動作緩慢而輕柔，嘴裡哼著歌。從頭到腳幫芙蕾雅梳洗時，她把手放在芙蕾雅的胸前。「引領我們從蒙昧走向真理，」她說：「從黑暗走向光明。」

「妳看起來好多了。」我對芙蕾雅說，她的眼睛終於闔上。清潔之後，莎薇在她身上塗了嬰兒乳液，讓她的皮膚閃閃發光，還幫她換上了睡衣。少了管子，芙蕾雅看起來不像死去，更像是睡著了。「最後一件事。」我說，從床頭櫃裡摸出一支有粉紅恐龍造型頭蓋的小牙刷。我打開蓋子，擠了一點芙蕾雅的泡泡糖口味牙膏在牙刷上，然後刷一刷她方方正正、潔白無瑕的小牙齒，直到鼻腔裡都是泡泡糖的味道。

醫院的員工就是他們服務的病人的寫照。護理師、醫生、搬運工、醫護助理、廚房人員、清潔工和技術人員，全都來自世界各地，各種你想得到的背景、種族、文化和宗教都有。跟我共事過的護理師，有無神論者、佛教徒、福音派教徒、伊斯蘭教徒、錫克教徒和天主教徒，也有修女，有些人信奉的宗教我聽都沒聽過。「我相信水晶療法和天使。」有個同事曾告訴我。還有另一個同事說：「我信仰伏特加。」無論他們信仰什麼，信仰多麼低調或隨性，當病人死去時，護理師的個人信仰就變得很重要。

基督教從一開始就鼓勵信徒照顧病人。其實從古早時代起，很多文化都培養了為宗教獻身的護理師。現今很多護理師沒有信仰，或是擁有不同的宗教信仰和心靈依靠，但尊重差異是護理師的責任。最好的護理師把每個病患都當作親人或心愛的人，而照顧臨終病患，讓護理工作呈現最有創造力的一面。心靈的語言，其實就是把神祕難解的事化為文字的一種方式。每個家庭或許都有自己習慣的宗教儀式，但尊重個別差異才是「人類一家」的真正內涵。護理師必須尊重病患的心靈，無論表達方式為何，有時甚至因此要壓抑自己的信仰。舉例來說，曾經有護理師因為替病患禱告而被開除，因為醫院明訂護理師有責任照顧病患，但不能主動提供對自身信仰的看法。我曾經跟一些護理師一起工作，他們認為隱藏自己對上帝的信仰，比假裝自己是會飛的大象還難。那是他們的自我認同，是他們之所以成為護理師的初衷。

我跟所有護理師一樣，學會了各種信仰的應用知識——跟生死病痛相關的知識。但課堂不是你可以學會照顧人類心靈的地方。我對伊斯蘭的瞭解不是從護理課本學來的，而是從一位信仰伊斯蘭的病患及其家屬。死前，他要求我把他的頭轉向右邊，面向麥加。來看他的人絡繹不絕，他雖然痛苦，看到親友還是很開心。我發現他的家人信任神的旨意，更勝醫生說的話。無論是何種信仰，終止照護永遠是最困難的一個題目。

耶和華見證人這個宗教給我的震撼教育尤其大。有個年輕母親在急診室裡流血過多而死，她拒絕了能救她性命的血液。因為她的信仰，我們只能眼睜睜看著她死去。護理師對病患信仰的尊重，有時表示我們只能任憑病患死去。照顧病人是一項愈來愈全面的工作

（也應該如此），但有時照顧病人的心靈，表示只能放棄他們的肉體。

我女兒五個月大時，我回到兒科加護病房工作。托兒所八點一開，她父親就會把她送去（我六點半就要出門），晚上六點我再去接她。丟下她去工作，讓我每天晚上都一身冷汗醒來，滿心愧疚，但是當媽媽讓我變成不一樣的護理師。我開始注意到小地方大不同。對我來說，喪親扶助護理師一向扮演很重要的角色，但突然間我發現她不可或缺。我對她的敬意難以用語言形容。她自己也有小孩，卻花很多時間幫助失去小孩或正在面臨死別的家庭。她也幫助醫院的員工，從莎薇這樣管不住情緒的助理護理師，到已經封閉情緒的醫生都有。她是一流的翻譯員：「醫生是說，我們已經幫不了莎拉。但他真正要表達的是，我們救不回你孩子的身體，他已經盡了最大的努力，我們都是。不過，還是有我們可以做的事。為了莎拉，也為了你們。我會在這裡陪你們，接下來幾天，讓我們一起製造美好的回憶，確保莎拉不再痛苦，走得平靜又安詳。你們可以抱著她，陪在她身旁直到她離開。我會在這裡，陪在你們身邊。」

太平間是我們所有人最後的歸宿，卻是大多數人難以想像的地方。第一次走進太平間時，我屏住呼吸，穿過一扇又一扇的門，最後站在一層層白色冰櫃前。白色日光燈、白色冰櫃和白色牆壁，裡頭的一切看起來都冷冰冰又不真實。太過嚴酷。跟自然相反。毫無一絲味道，沒有平常瀰漫醫院的各種味道，如漂白水、汗水、血液、茉莉花、尿液、鬍後水、薰衣草護手霜、薄荷糖、髒頭髮的菸味、消毒酒精、糞便。

裡頭什麼味道也沒有，是你想像得到最不陰森的地方。如果世上有鬼，也不會在太平間。這裡毫無生命可言。什麼也沒有。「前一秒我們還站在這裡，」第一次走進太平間時，有個技術員聳聳肩說：「下一秒就沒了。」

病患被送到太平間的過程因醫院而異，但大致如下：搬運工會先把遺體搬到推車上（如果無法直接滑到車上的話），再貼上標籤並建檔，然後關上冰櫃。肥胖的病患有特殊的冰櫃（愈來愈常碰到），就像冰庫一樣，可以走進去，不需另外搬運。嬰兒的冰櫃較小，通常由護理師或助產士把他們帶過來。胎兒若未超過二十四週，就不會登記死亡。「連死亡證明都沒有，要我們怎麼哀悼？」

我對這些事已經不再敏感，對生死和生死之間的一切也早已習慣。但是我很難形容（或是忘記）從太平間冰櫃裡拉出來的遺體的冰冷皮膚。死亡跟生命一樣有著不同的階段。往往當家屬前來弔唁、遺體準備下葬或火化，或是醫院需要驗屍（常有的事），必須把遺體從冰櫃拉出來時，眼前所見跟原本活著的人已經判若兩人。臉和膚色都變了，身體也變得更小、更白。

然而，太平間也讓我近距離目睹了無畏的愛。有個禮拜我苦不堪言，擔心公立醫院護理師的薪水太少，沒錢繳快到期的帳單，再加上車子發動不了，家裡又有感冒喉嚨痛的小孩，一個送去托兒所，一個送去學校。我餵他們吃了退燒消炎藥，心裡隨時準備接到老師的電話，要我把他們帶回家——這對忙得團團轉的護理長是不可能的事。

輪班到一半時，我陪一個母親去看她死去的兒子。我記得當我們走進查克瑞停置的房間時，她在我身旁渾身發抖。查克瑞包著柔軟的毯子，放在推車上的箱子裡。記得我當時心想，自己的煩惱相較之下，顯得多麼微小和自私。那房間很狹小，隔壁就是太平間。她靠上前，對兒子輕聲說著一些我聽不見的話。我盡可能站遠一些，怕打擾到這樣的私密時刻。但之後她後退幾步，把我拉到身旁，抓著我的手。她沒哭，只是看著他，用大拇指觸摸他的輪廓。查克瑞看起來更小了，原本溫暖黝黑的皮膚失去了光澤。我對他很熟悉，因為已經照顧他好幾個月，最後幾天都在準備他臨終的事。我們跟喪親扶助護理師一起在他臨終之際剪下他的一撮頭髮，把他的腳丫塗上金色。我幫他蓋了腳印，幫他們母子拍照，全天播放他最愛的音樂。

「寶貝，你現在看起來很平靜，再也沒有痛苦，沒有手術，也不用住院了。」她發現我哭到渾身發抖。我看見她掀開他身上的毯子，撫摸他的身體、肚子、膝蓋和腳。「妳有小孩嗎？我從沒問過妳。」

我點點頭，強忍淚水，冰凍的心瞬間瓦解。

她低頭凝視了很久，撫摸他的腳掌，金色顏料還在。「那我們都很幸福。」

13 孩子的身體開始暖和起來*

永遠不要低估一個下定決心的人所擁有的潛力。

——埃德娜．阿丹．伊斯梅爾（Edna Adan Ismail）

這是我最後一天當護理師。我過橋走向醫院，看著河水由綠轉藍再轉灰，想緊緊抓住那些色彩。我四十歲了，不再是拿著貝殼貼近耳朵的瘦排骨女孩。不過護理工作幫助我仔細聆聽，我終於能夠同時聽到一切，又好像什麼都沒聽到。我的影子變得有稜有角，但仍會跳舞。

我想把時間拉長，讓最後一天上班的每一刻都意義非凡。但是一走進辦公室，急救鈴

*譯註：出自《列王紀下》第四章第三十四節，先知以利沙憑耶和華的力量行神蹟，讓死去的孩子復活。

就響了。我跑出去，看見一個男性在病患接送區意外死亡。有個我不認識的護理師跨坐在他巨大的身軀上，正使出最大的力量按壓他的胸部——他的肋骨勢必會斷裂。她的刷手服胸前濕了一大片，腋下也濕了一塊。我的同事蘇安跪在病患身旁，把盪來盪去的識別證甩到背後，打開手提式電擊器。她一打開蓋子，紅色電擊盒馬上開始說話：

「將電擊片貼到病患的胸口上。

「將電擊片接上閃光燈旁的電源。

「開始分析。

「需要電擊。

「後退。」

蘇安大吼，聲音蓋過機器。她知道大家不會聽機器的話。「先下來，機器在分析了。好，讓開，我們要電擊了。氧氣拿走，人讓開。」蘇安說話時一直看著病患並揮著手，用身體和聲音提醒同事遠離電流。最近倫敦一家教學醫院就有護理師不小心電擊到另一名護理師。理論上，如果電擊時有人碰觸病患，甚至碰到連接病患身體的一袋液體，都有可能心跳停止。

急救時，靠的是對陌生人的信任，對病人和醫護人員都是。Trust這個字的演變跟護理工作的準則有很多相似之處。它源於中古英文的「保護」、古斯堪地那維亞語的「幫助」，以及荷蘭語的「安慰」。病患必須信任護理師；護理師必須信任醫生，彼此也要互相信任。然而，護理師更要相信自己的能力和侷限。自知之明很重要。

累積了多年經驗之後，多半時間我都相信自己的判斷。我相信各種狀況我都碰過，也思索過其中的意義。我已經可以拋掉守則（如護理學家班納所說，專業護理師「不再依賴準則、規定或方針來面對狀況、決定行動」），相信自己的直覺反應勝過一切。我相信自己，相信內心的聲音，但這份工作需要的不只如此。我還需要把同樣的信任放在素昧平生的陌生人身上。

很多心肺復甦團隊，在緊急情況發生前從未謀面。急救協會建議醫院的急救小組在輪班前討論各自的角色，以便確認各自的經驗多寡，並確保工作分配得宜。心肺復甦團隊中有多名成員：領導者應該站在床尾監督成員，其他人則各自負責壓胸、電擊、記錄、給藥。但在瞬息萬變的大型醫院裡，大家除了隨身佩戴急救呼叫器，平常也有全職工作，事先碰面根本不可能。一切都靠信任，不過依據直覺和經驗，你很快就能判斷同事的專業程度。手插口袋的年輕醫生不是自負，而是害怕。握著病人的手腕把脈（而不是主動脈的中央脈搏）、呼來喝去的醫生不值得信任，通常很快就會發現自己能力不足、退出團隊。在床頭忙著檢查氣道的麻醉師很可靠，而且幾乎個個都很優秀。而最值得信賴的是站在床尾觀看全場（儘管情況緊急，仍然沉著地自我介紹並道好，詢問組員名字），不會大呼小叫的冷靜醫生（有時是護理師）。我遇過最優秀、最有經驗的醫師，肯定是最冷靜的，碰到生死交關的棘手狀況，尤其冷靜。

我看過一名資深醫師眼看住院醫生把工作搞砸也不接手，除了算準他們有能力收拾善後，也知道唯有犯錯才能學到東西。我願意把自己的生命、甚至兒女的生命交給那位醫師。身為護理師和醫生，我們任由事情逼近危險邊緣，同時讓資歷較淺的人員用過長的時間找到靜脈，或是調整好袋瓣罩甦醒球，直到眼看病人的胸口一動也不動，沒有氧氣跑進肺部和腦部，我們才冷靜地重新調整助理護理師或醫生按住病患臉部的手勢。因為對自己的信任，我們才能大膽走到懸崖邊，並知道自己何時要介入，免得有人送命或提早送命。

病患接送區人滿為患。雖然有位搬運工找來一面屏風，隨意擺在圍住病患的急救小組周圍。一名護理師從另一個部門走過來，把坐在輪椅上等人接送的病患一一推走。「你們不需要看這個。」她說。

蘇安正在數壓胸三十下，一次數兩拍，她腦中想必正在默念我們教的「Lady Gaga」。現在大家認為「Nelly the Elephant」太慢了。

等候區有位病人在用手機錄影，另一個嚷著說他已經等計程車等了四十分鐘。人們似乎對眼前的災難麻木無感。這是我近五年才發現的現象。

蘇安口袋裡的急救呼叫器響了，但她沒有停下來。現在換她接手壓胸，輪到她滿頭大汗了。「大家散開。」她說，知道這次呼叫可能是抽血站有人昏倒，或是重大傷病區有人心臟病發，只因為對花生產生過敏性反應。那可能是我服務的五個休克復甦小組中的任何一個：創傷、新生兒、產科、小兒或成人。我拿出呼叫器開始跑，原來是一名資深醫生倒在電梯裡。現場有足夠的人幫他穩住狀況，送他到心臟病房。後來我聽說他活了下來。接送區的男性也是。

「妳好像很驚訝。」蘇安說。

「不是質疑妳精湛的壓胸技術，只是那很不尋常。」

在英國的醫院裡，心跳停止的存活率低於兩成，而且情況會緩慢惡化，也會出現合併症（其他症狀）、身體病痛，而存活的可能（尤其是毫無損傷的情況）也微乎其微。儘管科技和訓練都在進步，似乎還是提升不了這個數字。看來時間到了就是到了，無論如何都阻擋不了。兒童的存活率甚至更低。如果兒童心跳停止，出現平直線（常見的一種心跳停止心律，是兒童可能出現的四種心律之一），存活率只有百分之五。但這百分之五當中，只有百分之一不會神經受損，也就是說腦部不會受到無法修補的損害。

然而，在拉斯維加斯的賭場裡，心跳停止的存活率卻高達百分之七十五。可能的解釋有：那裡的人多半健康良好（到那裡走一趟，看見有人胸痛也照常度假，你就很難同意這一點）；保全人員都受過壓胸訓練，而且每四個月要通過考核一次；監視器隨時在監看有沒有人詐賭，所以一有人倒下馬上會被發現，即刻進行壓胸急救或電擊（若有必要的話）。此外，我有很多同事都說，那裡的賭場會在空中噴灑氧氣，好讓每個人保持清醒。

大多數的急救專家認為，壓胸技術好壞才是心跳停止患者能否存活的關鍵。拉斯維加斯的保全之所以每四個月就要受訓一次，原因在於研究指出，一般人經過這麼長的時間，多半忘了急救技術。無視於急救協會的指示和建議，醫院護理人員每年都要接受基礎的維生訓練，有時是每兩年，甚至是每三年。學校不讓學童接受急救訓練，也能省下經費。但在實施急救訓練的北歐國家，醫院以外的心跳停止存活率是百分之三十，我們卻只有百分之十左右。定期訓練或許能提高這個數字；這就需要更多的經費。拯救生命也要付出成本。

在病患接送區的那位男性很幸運。下班後，蘇安在我們簡陋辦公室的簡易屏風後面換裝，一邊告訴我細節。她從旁邊探出頭時，我瞥見她身上的刺青。這時急救鈴再度響起。

「我去，妳去交班。」我說完便衝上走廊，經過喪親扶助辦公室，下樓梯，一次兩階。

經過兒童門診時，我氣喘吁吁，看見一個戴著厚重眼鏡的小男生把臉貼在玻璃上。經過眼科，我聞到空氣清新劑的味道；經過心臟科門診，看見靠牆排放的機器；有個穿牛仔褲和厚毛衣的男人跟我錯身而過，看起來好像我爸。

我到哪裡都會看到他的身影。有很長一段時間，我做什麼事都提不起勁。我在手術室裡工作，處於生與死的交界。但時間飛逝，葛萊蒂說得沒錯，一天變成一個星期、一個月、一年，我跟我的孩子好不容易熬了過來。護理和我的孩子給了我無比的慈悲。有時，臍帶裡的血液在兩端之間流動。時間，終究會讓黑夜變成白天。

我大口呼吸，跑過精神科辦公室，還有需要呼吸輔助器的長住病患，以及日漸擴張的自費病床、失智症病房、中風病房、整型外科病房、燒燙傷中心、心臟中心、神經外科加護病房、性健康中心、乳癌門診。我跑步經過驗血室、牙科手術室。樓下是太平間，樓上是產房。一切都變得模糊。我聽見嬰兒的哭聲。

急救呼叫器指引我到急診室外的停車場，那裡的救護車已經排成一列，救護人員正在處理重傷、生命垂危，或是難以移送進醫院的重病患者。

每家醫院都有一條隱形的線。在這條線以內，內部急救小組可以立即行動；超出這條線就得出動救護車。醫院停車場還在這條線之內，但醫院外的公車上若有人心跳完全停止，就屬於線外範圍。即便如此，這也阻止不了我的同事跳到病患身上替他急救。「不然要我怎麼辦？等救護車八分鐘或二十分鐘後趕來，眼睜睜看病患腦死？」即使是恐怖分子，也阻止不了護理師和醫生趕去救援。

趕到停車場時，我看見一輛黑色計程車，司機站在車外，臉部扭曲發青，手指著敞開的車門。一個大腿跟樹幹一樣粗的女人正用力推出一個嬰兒。我的同事，一個名叫貝雅特的急診室護理師伸長了手，沒戴手套，就要接住已經滑出來的寶寶。「快來幫忙！」

「我不想惹麻煩。」司機在我身後，跳表機還在計費，到處都是血和糞便。

孕婦閉上眼睛，發出不像人的呻吟。我認得那聲音，跟車子輾過水坑的聲音一樣刺耳。

「妳叫什麼名字？」我問。但她已經精神恍惚。我轉向貝雅特。

「這位是普希拉。」她說：「搬運工會送毯子過來，但我們現在馬上就需要。」她的聲音破掉了。她不是助產士，我也不是，這超出我們的經驗範圍，而且什麼情況都可能發生。

我看看計程車司機。「把你的外套給我。」

他脫下外套，我把外套塞進同事的手下方，她的雙手沾滿了各種排泄物。嬰兒掉了出來，沒發出聲音。普希拉放聲大叫。人群聚集過來。我抬起頭片刻。所有生命都在這裡，在這個停車場裡，在這間醫院裡。來自世界各地的人，脆弱的、殘病的，人生百態，應有盡有。我們是活著的歷史。

一個禿頭的年輕人推著點滴走過來。他穿著睡衣，胸前垂著中心靜脈導管，瘦到肋骨像木琴。顯然是癌症病患。「需要幫忙嗎？」他問。

「是嬰兒。」計程車司機大喊：「嬰兒！」

寶寶發出美妙的哭聲，一眨眼變得活跳跳。毯子送來了。我檢查嬰兒的臉色、聲調、哭聲和姿勢，用聽診器的窄小側邊聽她強勁活潑的心跳。跳得很快的完美心跳聲。奔向生命的節奏。我把她交給她的母親。「恭喜，妳生了個女兒。」

她稍微坐直，腿仍打開，血淋淋一片，臍帶仍然連著母女，她的身體在發抖，但仍開心地笑了，看看寶寶，再抬頭看司機。「讚美上帝！」

我們找到一張輪椅，把普希拉和寶寶從計程車移到輪椅上，然後用毯子蓋住她們。我從沒看過一個女人笑得那麼燦爛。我站在她們身邊，走在推輪椅的貝雅特身旁。寶寶用比天空還大的眼睛看著媽媽。

途中，急救呼叫器又響了。「創傷急救呼叫，急診室。」

「我先走了。」我對普希拉微笑，但她忙著看剛出生的女兒，沒空理我。不怪她，本來就該這樣。

我跑了起來，心跳也是。急診室令人害怕，讓人想起生命有多脆弱。有什麼比這個更令人害怕？急診室讓我們知道自己有多渺小。就算盡最大的努力，我們也無法預料誰會失去丈夫，誰會心臟病發或中風，誰會生下心臟有問題的小孩，誰的孩子會早產或因感染而早夭。我們不知道誰會精神疾病纏身或自殺。不知道朋友之中有誰會虐待小孩。不能預知誰會因為失禁而需要換床單，而來換床單的又是誰。不知道誰會得糖尿病、氣喘、敗血症，誰會被火燒傷，誰會罹癌，或是風會往哪個方向吹。

即使現在，每當我推開急診室的門，還是會感到害怕。所以，讓我們一起進去吧。我深呼吸一口氣。如果你跟我一起來，那麼一切就不再難以忍受。牽著我的手，緊緊握住。讓我們推開門，走進去面對生命的慘烈和美麗。讓我們真正的活著。只要齊心戮力，我們的手就不會顫抖。

謝辭

感謝以下的慈悲大使：

Sophie Lambert、Juliet Brooke和Clara Farmer。

Anne Stein、Emma Finn、Alexandra McNicoll、Alexander Cochran、Jake Smith-Bosanquet和C+W文學經紀人團隊。Charlotte Humphery、Suzanne Dean、Chloe Healy、Fran Owen、Mari Yamazaki、Sophie Mitchell及Chatto and Vintage團隊。Tim Duggan、Will Wolfshlau及Tim Duggan Books出版社團隊。Amy Black、Kristin Cochrane和加拿大Doubleday出版社。Lucas Telles及Intrinseca出版社。Elise Noerholm及Lindhardt of Ringhof出版社。Fleur d'Harcourt及Flammarion出版社。Georg Reuchlein、Katharina Fokken和Goldmann出版社。Emanuele Basile和Mondadori出版社。Heleen Buth、Jacqueline de Jong、Lisanne Mathijssen和荷蘭HarperCollins出版集團。Gunn Reinertsen、Synnøve Tresselt和Aschehoug出版社。Katarzyna Rudzka和Marginsey出版社。Sara Wunderly Gomes

和葡萄牙藍燈書屋。Rosa Pérez和Plaza & Janes出版社。Pema Maymo、Montse Armengol Díaz和Columna and Grup62出版社。Elin Sennero、Sara Nystrom和Albert Bonniers出版社。Tina Pan和大塊文化。Ekaterina Novak及烏克蘭Family Leisure Club出版社。Luke Speed、Rebecca Keane、Damien Timmer、Rachel Bennette、Suzanne O'Suillivan、Nathan Filer、Lewis Buxton、Nicola Fisher、Edmund Glynn、Simon and Anna Nadel、Russell Schechter、Jonathan Gibbs及聖瑪麗大學。Sarah Chaney、Janet Davies及皇家護理學院。

感謝照顧家父的護理師雪洛，以及曾經與我共事的護理師和醫師，他們教了我許多生命、死亡和生死之間的事。你們是我心目中的英雄。

最後要感謝這些年我認識的病患。能夠擔任你們的護理師，是我莫大的榮幸。

每天都有成千上萬人仰賴護理師、助產士和醫護助理的照顧。英國皇家護理學院基金會是這些專業照護人員的強大支柱。他們為面臨困境的護理師提供保障，給予支持和建議，幫助他們的生活重回軌道。放眼未來，他們出資提供護理人員更多學習和發展的機會，也贊助創新的護理導向計畫，期望為改善大眾的健康和福祉略盡心力。

想要捐助皇家護理學院基金會，盡一份力量支持、加強護理工作，請上網站：www.rcnfoundation.org.uk/support_us。

國家圖書館出版品預行編目資料

慈悲的語言 : 走進護理師的日常風景，寫一首生命的詩 / 克里斯蒂・華特森（Christie Watson）著 ; 謝佩妏譯. -- 初版. -- 臺北市 : 大塊文化, 2018.12
296面 ; 14.8×20公分. --（mark ; 141）
譯自 : The language of kindness : a nurse's story
ISBN 978-986-213-940-0（平裝）

1. 護理師　2. 回憶錄

419.652　　107019476

LOCUS

LOCUS

LOCUS

LOCUS